Protocolos em TRAUMA

Hospital de Pronto Socorro João XXIII

Protocolos em TRAUMA

Hospital de Pronto Socorro João XXIII

Editores

DOMINGOS ANDRÉ FERNANDES DRUMOND
Cirurgião Coordenador do Serviço de Cirurgia Geral e do Trauma do Hospital João XXIII, da Fundação Hospitalar do Estado de Minas Gerais

HELIO MACHADO VIEIRA JR.
Cirurgião Geral e do Trauma

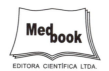

EDITORA CIENTÍFICA LTDA.

PROTOCOLOS EM TRAUMA
HOSPITAL DE PRONTO SOCORRO JOÃO XXIII
Direitos exclusivos para a língua portuguesa
Copyright © 2009 by
MEDBOOK – Editora Científica Ltda.

Nota da Editora: Os autores desta obra verificaram cuidadosamente os nomes genéricos e comerciais dos medicamentos mencionados; também conferiram os dados referentes à posologia, objetivando informações acuradas e de acordo com os padrões atualmente aceitos. Entretanto, em função do dinamismo da área de saúde, os leitores devem prestar atenção às informações fornecidas pelos fabricantes, a fim de se certificarem de que as doses preconizadas ou as contra-indicações não sofreram modificações, principalmente em relação a substâncias novas ou prescritas com pouca freqüência. Os autores e a editora não podem ser responsabilizados pelo uso impróprio nem pela aplicação incorreta de produto apresentado nesta obra.

Apesar de terem envidado o máximo esforço para localizar os detentores dos direitos autorais de qualquer material utilizado, os autores e os editores desta obra estão dispostos a acertos posteriores caso, inadvertidamente, a identificação de algum deles tenha sido omitida.

Hospital de Pronto Socorro João XXIII
Av. Alfredo Balena, 400, Santa Efigênia, Belo Horizonte
Rede FHEMIG

Editoração Eletrônica e Capa:
REDB STYLE – Produções Gráficas e Editorial Ltda.

Reservados todos os direitos. É proibida a duplicação ou reprodução deste volume, no todo ou em parte, sob quaisquer formas ou por quaisquer meios (eletrônico, mecânico, gravação, fotocópia, distribuição na Web, ou outros), sem permissão expressa da Editora.

MEDBOOK – Editora Científica Ltda.
Rua Pereira de Almeida, 14
CEP 20260-100 – Praça da Bandeira
Rio de Janeiro – RJ
Tels.: (21) 2502-4438 e 2221-6089
medbook@superig.com.br e contato@medbookeditora.com.br
www.medbookeditora.com.br

Colaboradores

Artur Gustavo Blom de Oliveira

Bernadette Catete Blom

Bruno Lima Rodrigues

Clarissa Santos Neto

Domingos André Fernandes Drumond

Eduardo Reis Maia

Fábio Gontijo Rodrigues

Frederico Lins e Silva

Frederico Dalis Fonseca de Toledo

Helio Machado Vieira Junior

Marcelo Gomes Girundi

Marcelo Portes Rocha Martins

Marcos Campos Wanderley Reis

Maria Aparecida Martino Ferreira

Maria Silvia Mascarenhas de Lucena

Mário Eustáquio Neves

Michael Pereira Fernandes

Patrícia Cabral Costa

Ricardo Hisashi Nishimoto

Rodrigo Veloso Rossi

Rômulo Andrade Souki

Sérgio Rebelo Horta Jardim

Sizenando Vieira Starling

Thiago Machado Carneiro

Valdivino Alves Filho

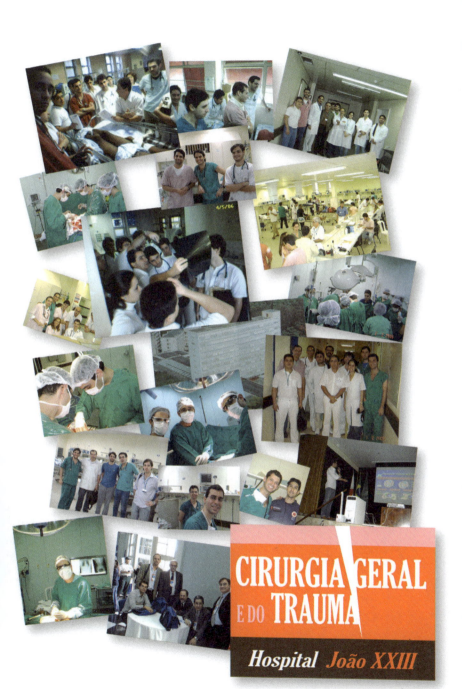

Agradecimentos

Aos demais cirurgiões do serviço de Cirurgia Geral e do Trauma do Hospital João XXIII, pela experiência médica e pelo apoio prestado à elaboração desta obra:

Alfonso Max H. de Oliveira
Aloísio Cardoso Júnior
Bartolomeu Moreira Barroso
Carlos Rubens Maciel
Carolina Trancoso de Almeida
Charles Simão Filho
Ciro Guadalupe dos Santos
Cláudio Kioshi Nishimoto
Daniel Carvalho de Melo Rocha
Fernanda da Silva Roque
Fernando Antônio Pereira
Fernando Eloi Almeida Filho
Fernando Pereira Gomes Neto
Geraldo Martins Assunção
Guilherme Augusto N.C. Lima
Guilherme Durães Rabelo
João Baptista Rezende Neto
João Batista Rodrigues Junior
Jorge Miguel Schettino César
José Eduardo Magri Junior

José Guilherme Penido Bueno
José Ignácio Rezende Dutra
José Luiz Campello Vianna
José Otávio Neves Becho
José Thebit Filho
Leonardo Belga Otttoni Porto
Lívio José Sureti Pires
Luiz Carlos Teixeira
Luiz Sérgio Grossi Ferreira
Marcos Lázaro Avellar Chaves
Marcos Ros Zambelli de Almeida
Mario Pastore Neto
Otaviano A. de Paula Freitas
Pablo Acácio Nunes Leal
Paulo Henrique C. Nisticó
Paulo Roberto Carreiro
Roberto Carlos Oliveira e Silva
Rogério Luis Coutinho Lopes
Tarcísio Versiani de Almeida Filho

Ao Professor Wilson Abrantes, mentor de todas as boas ações no âmbito da Cirurgia do Hospital João XXIII, e ao Diretor do Hospital, Dr. Antônio Carlos de Barros Martins, pelo apoio sempre prestado ao serviço de Cirurgia Geral e do Trauma da Instituição.

Motivação para a realização do livro

A razão de ser do livro de protocolos

Os protocolos foram gerados em sucessivas reuniões com os cirurgiões do serviço quando se procurou sistematizar, em forma de fluxogramas, os princípios cirúrgicos dos temas discutidos.

Este manual traduz a experiência e o pensamento do serviço de Cirurgia Geral e do Trauma do Hospital João XXIII.

Apesar do respaldo da literatura médica em todos os assuntos discutidos, não houve a intenção de compilar dados e conclusões de atualizadas publicações científicas. Este é o motivo da ausência de referências bibliográficas neste compêndio.

Um protocolo, quando consultado, serve tão-somente como guia, sugestão de passos sucessivos e lógicos na condução de um determinado problema.

Não deve ser analisado como um fluxo único de decisões imutáveis. Isto seria equivalente a enrijecer a conduta do cirurgião diante dos desafios do trauma, o que contraria a visão do serviço e o propósito desta publicação.

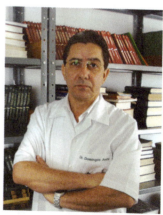

Domingos André Fernandes Drumond
Coordenador do Serviço de
Cirurgia Geral e do Trauma
Hospital João XXIII

Todos os recursos auferidos pelos editores, vinculados à comercialização desta obra, serão destinados à Associação Mineira de Ensino e Prevenção do Trauma.

Conteúdo

Apresentação XVII

Hospital João XXIII – Estrutura atual xviii
O Hospital João XXIII em números xix

I – Protocolos 1

1. O Fluxograma do Atendimento ao Politraumatizado 3
2. Via Aérea Definitiva em Sala de Emergência 5
3. Traqueostomia e Decanulação 9
4. Traumatismo Cervical 13
5. Traumatismo Torácico Contuso: Hemotórax, Pneumotórax e Contusão Pulmonar 21
6. Traumatismo Transfixante de Mediastino 29
7. Alargamento de Mediastino 33
8. Hemotórax Retido 37
9. Protocolo Onda Vermelha para o Atendimento de Pacientes *in Extremis* 41
10. Lesões Cáusticas de Esôfago 47
11. Traumatismo Penetrante Toracoabdominal à Direita 53
12. Traumatismo Abdominal por Arma Branca 57
13. Traumatismo Abdominal Fechado 61
14. Lesão de Vias Biliares Extra-Hepáticas 67
15. Videolaparoscopia no Traumatismo Abdominal 71
16. Traumatismo Abdominal na Gestante 73
17. Cirurgia para Controle do Dano 77
18. Tratamento Não-Operatório da Lesão Hepática 81
19. Tratamento Não-Operatório da Lesão Esplênica 87
20. Manejo da Síndrome de Compartimento 93
21. Traumatismo Renal 101
22. Traumatismo Ureteral 105
23. Traumatismo de Uretra Posterior 109
24. Traumatismo Pélvico 113
25. Manejo das Lesões de Cólon e Reto 117

II – Apêndices 121

1. Intercorrências Graves na Enfermaria 123
2. Autotransfusão 125
3. Traumatismo na Criança – Diretrizes para o Atendimento 127
4. Traumatismo Cranioencefálico (TCE) na Criança 137
5. Acessos Vasculares em Pediatria 141
6. Priapismo 147
7. Antibioticoprofilaxia no Trauma 151
8. Profilaxia do Tétano 155
9. SAT – Sala de Apoio ao Traumatizado 157
10. Transferência Responsável 161
11. Índices de Trauma Utilizados no Hospital João XXIII 165
    Índice Remissivo 193

Apresentação

O Hospital João XXIII, um dos maiores hospitais de trauma da América Latina, é um hospital público de grande importância para a população de Minas Gerais. Nele se concentram fatos e fenômenos relacionados ao trauma que impressionam o Brasil e muitos centros médicos que conhecem a vocação da instituição, não só pelos números, mas também pelos resultados dos trabalhos executados nos portadores da "doença trauma".

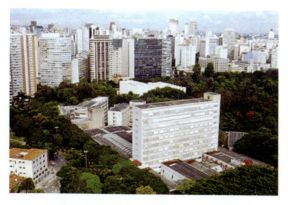

Nos últimos anos, em média, o hospital atendeu 14.365 pacientes vítimas de acidentes com veículos automotores, 2.940 vítimas de agressão por arma de fogo, 1.082 vítimas de agressão por arma branca, 24.429 pacientes por algum tipo de queda, 2.461 acidentados de moto e milhares de outras vítimas de todos os tipos de violência externa.

O Hospital João XXIII nunca assistiu a tantos pacientes portadores desse mal que assola o nosso país.

O perfil do Hospital João XXIII, aliado à experiência de diversos profissionais no atendimento ao traumatizado, trouxe ao Serviço de Cirurgia Geral e do Trauma os ingredientes necessários para a elaboração deste manual. Ele visa oferecer orientação objetiva e prática aos médicos titulares do serviço, residentes e acadêmicos e, em última instância, proporcionar a melhoria crescente no tratamento dos pacientes.

Procurou-se oferecer breve referência ao estado atual do hospital, com indicadores de sua relevância social e científica. Também foram abordados aspectos fundamentais de sua estrutura, que ajudam a compreender como se desenvolvem as relações entre os diversos setores. Os protocolos apresentados, considerados fundamentais para a uniformização de condutas, foram elaborados com a participação dos profissionais do serviço.

É o início de um trabalho sem fim. Desse modo, espera-se que este manual seja ampliado e reavaliado ao longo do tempo.

Esta responsabilidade cabe ao Serviço de Cirurgia Geral e do Trauma. O serviço, composto por 44 cirurgiões, é um dos mais conhecidos grupos capacitados do país a conduzir o tratamento à vítima de trauma.

HOSPITAL JOÃO XXIII – ESTRUTURA ATUAL

Como funciona nos dias de hoje o Hospital de Pronto Socorro João XXIII, sua estrutura física e capacidade.

Estrutura atual

A estrutura do Hospital João XXII é concebida para as urgências e emergências médicas. É o mais importante centro médico do estado de Minas Gerais especializado no atendimento ao paciente politraumatizado.

Conta com um serviço para atendimento de queimados, e o seu trabalho é de referência na condução de portadores de intoxicações graves.

É um centro de trauma nível I, composto por um bloco horizontal e um vertical de dez andares. Sua unidade de internação envolve 459 leitos, com 100 leitos de terapia intensiva. Em 2006, foram atendidos 134.566 pacientes. Realizaram-se 12.157 internações naquele ano, com média de 670 cirurgias/mês.

O subsolo contém o setor de manutenção, serviços auxiliares, almoxarifado e refeitório.

No bloco horizontal encontram-se:

- Sala 1 – sala de atendimento a politraumatizados. A sala é conhecida como "sala do poli".
- Sala 2 – ambulatório de ortopedia.
- Sala 3 – ambulatório de cirurgia geral.
- Sala 4 – ambulatório de neurocirurgia.
- Sala 5 – ambulatório pediátrico.
- Salas 6 e 7 – ambulatórios de emergências clínicas.
- Ambulatório de otorrinolaringologia.
- Serviço de endoscopia digestiva.
- Setor de radiologia, tomografia e ultra-sonografia.
- Sala de toxicologia.
- Sala de apoio ao traumatizado (SAT).
- Sala de emergências clínicas (SEC).
- Sala de apoio da neurologia (SAN).

- Sala de apoio à vida (SAV), onde permanecem prováveis doadores de órgão e tecidos. Neste ambiente, eles são submetidos aos testes para avaliação de morte encefálica.
- Bloco cirúrgico, com nove salas cirúrgicas. O setor contém uma sala de recuperação pós-anestésica (SRPA).
- Unidade de terapia intensiva.
- Sala de coordenação médica.
- Portaria e setor de cadastro.
- Sala do serviço social.
- Unidade de pequenos ferimentos (UPF).
- Farmácia satélite.
- Serviço de telefonia.

No bloco vertical encontram-se:
- Laboratório de patologia clínica.
- Diretoria.
- Departamento pessoal.
- Diretoria de enfermagem.
- Auditório.
- Sala do serviço de fonoaudiologia.
- Capela.
- Serviço de arquivo médico e estatístico (SAME).
- Setor de compras.
- Sala dos coordenadores de clínicas.
- Unidades de internação (oito andares de enfermarias, uma das quais é adaptada para o tratamento de grandes queimados, com bloco cirúrgico próprio).
- Núcleo de ensino e pesquisa (NEP).
- Salas de aula.

O Hospital João XXIII em números

Como visto anteriormente, o Hospital João XXIII, por centralizar o atendimento de uma abrangente área populacional, tornou-se um serviço de grande envergadura. O número de atendimentos a pacientes vítimas de trauma nos mais diversos graus de complexidade é expressivo e pode ser considerado relevante do ponto de vista estatístico e de saúde pública:
- O Hospital João XXIII conta com 459 leitos destinados, em sua maioria, às vítimas de trauma, intoxicações, grandes queimados e outras lesões.

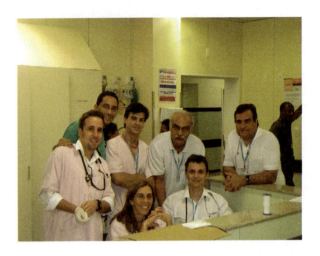

- Destes leitos, 100 são cadastrados como de terapia intensiva. São atendidos, em média, 400 pacientes a cada 24 horas.
- A clínica cirúrgica conta com 44 cirurgiões, 10 residentes de cirurgia do terceiro ano, seis do quarto ano, além de residentes e acadêmicos voluntários.
- Em 2006 foram realizadas 6.218 cirurgias de urgência, com uma média de 17 por dia (Gráfico 1). As cirurgias programadas totalizaram 983 (83 destas pela equipe de cirurgia geral e do trauma – 8,5%). As cirurgias programadas são, muitas vezes, para reoperações, recons-

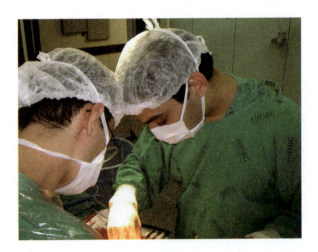

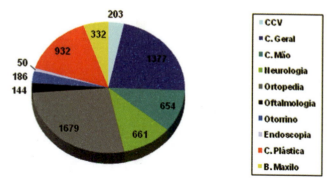

Gráfico 1 Cirurgias de urgência realizadas no Hospital João XXIII durante o ano de 2006. A cirurgia geral e do trauma realizou 1.377 cirurgias entre operações e reoperações, respondendo por 22% do movimento do bloco cirúrgico. A média de cirurgias/dia foi de 17 operações (total de 6.218 operações.)

truções anatômicas, fechamento de laparostomias, cirurgias ortopédicas ou reparadoras. Isso pode explicar o maior número de cirurgias plásticas entre as cirurgias programadas (Gráfico 2).

- Em 2007 foram realizadas 5.977 cirurgias no Hospital João XXIII (Tabela 1), tendo a cirurgia geral e do trauma executado 1.199 delas. Cabe ressaltar o perfil do hospital, que é composto, em sua quase totalidade, por pacientes vítimas de trauma. Nos quase 2.000 procedimentos aqui referidos (entre operações e reoperações representadas na Tabela 1), encontram-se raríssimos casos de cirurgia por doenças não-traumáticas, visto que estas, muitas vezes, não são encaminhadas ao Hospital João XXIII.

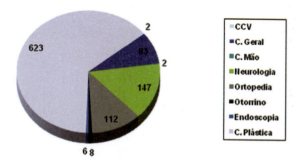

Gráfico 2 Cirurgias programadas realizadas no Hospital João XXIII durante o ano de 2006. A cirurgia geral realizou 83 procedimentos (8,5%). Destacam-se o número de cirurgias plásticas reparadoras e o fato de que muitas cirurgias ortopédicas e de outras clínicas tiveram seu tratamento definitivo realizado em outras instituições, no intuito de preservar a logística de atendimento para novos pacientes.

Tabela 1 Cirurgias de urgência e programadas realizadas no Hospital João XXIII no ano de 2007. A cirurgia geral realizou 1.199 procedimentos. A média geral foi de 16,3 procedimentos por dia.

Clínica	Jan	Fev	Mar	Abr	Mai	Jun	Jul	Ago	Set	Out	Nov	Dez	Total
Bucomaxilofacial (urgência)	25	36	31	31	26	19	29	22	34	29	32	31	345
Cardiovascular (urgência)	18	09	14	14	17	18	16	12	28	23	23	17	209
Cardiovascular (programada)	0	0	01	0	01	0	0	01	0	01	0	01	05
Cirurgia geral (urgência)	105	81	96	98	103	107	91	92	75	89	101	101	1.139
Cirurgia geral (programada)	07	04	09	04	05	07	02	06	06	04	05	01	60
Endoscopia (urgência)	06	04	01	02	04	03	02	05	07	03	04	07	48
Neurologia (urgência)	55	65	61	64	58	57	58	57	38	58	58	60	689
Neurologia (programada)	16	11	16	09	05	16	15	11	20	17	08	13	157
Oftalmo (urgência)	16	06	09	09	14	06	14	07	11	10	07	12	121
Ortopedia (urgência)	104	123	137	137	140	149	133	155	125	133	133	163	1.632
Ortopedia (programada)	09	08	12	0	02	03	0	08	09	11	09	08	79
Otorrino (urgência)	20	11	14	14	16	11	14	10	15	20	14	15	174
Otorrino (programada)	0	0	0	0	03	01	0	0	0	03	0	0	07
Plástica (urgência)	69	57	67	66	72	60	54	61	49	65	62	67	749
Plástica (programada)	51	33	55	42	54	51	49	45	41	56	41	45	563

Tratamento não-operatório

Os tratamentos não-operatórios (TNO) realizados no HPS João XXIII merecem destaque pelo número expressivo de pacientes criteriosamente incluídos nos protocolos (Tabelas 2 a 4).

Tabela 2 Pacientes submetidos a tratamento não-operatório (TNO) de lesão esplênica em diversos graus no período de novembro de 2004 a dezembro de 2007. Os óbitos estão relacionados a lesões outras que não a esplênica ou comprometimento pulmonar em UTI.

TNO das lesões esplênicas	TNO	Falhas	Óbitos
2004	15	0	0
2005	69	7	1
2006	65	6	1
2007	62	2	1
TOTAL	211	15	3

Tabela 3 Pacientes submetidos a tratamento não-operatório (TNO) de lesão hepática em diversos graus no período de novembro de 2004 a dezembro de 2007. Existe uma clara tendência a aumento do número de pacientes tratados de acordo com a experiência obtida no serviço.

TNO das lesões hepáticas	TNO	Falhas	Óbitos
2004	5	1	0
2005	49	5	3
2006	52	3	2
2007	84	0	0
TOTAL	190	9	5

Tabela 4 Pacientes submetidos a tratamento não-operatório (TNO) de lesão renal em diversos graus no período de novembro de 2004 a dezembro de 2007.

TNO das lesões renais	TNO	Falhas	Óbitos
2004	–	–	–
2005	37	5	0
2006	22	0	0
2007	42	1	0
TOTAL	101	6	0

Tabela 5 Atendimentos realizados no Hospital João XXIII no ano de 2006 e o motivo do atendimento.

Arma branca	799
Queda de laje	1.079
Arma de fogo	1.750
Acidente ciclístico	2.850
Atropelamento	3.538
Acidente automobilístico	4.816
Acidente motociclístico	6.124
Motivo clínico	22.512
Outros (incluindo ferimentos pequenos)	91.902
Total	**135.370**

I
Protocolos

Protocolo 1
Fluxograma do Atendimento ao Politraumatizado

> *"A estratégia sem tática é o caminho mais lento para a vitória. Tática sem estratégia é o ruído antes da derrota."*
> **Sun Tzu**

O atendimento aos pacientes na sala de politrauma do Hospital João XXIII segue os preceitos do ATLS®.

AVALIAÇÃO

- Todos os pacientes que chegam à sala de politraumatizados são avaliados por um cirurgião geral. O ABCDE do trauma é realizado e os especialistas (ortopedistas, neurocirurgiões, cirurgiões plásticos, endoscopistas etc.) são introduzidos no esquema de tratamento de acordo com a necessidade do paciente e sua condição de receber o tratamento específico, sob a coordenação da Cirurgia Geral.

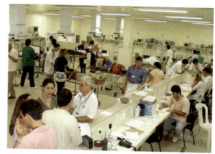

Sala de atendimento a politraumatizados do Hospital João XXIII.

EXAMES COMPLEMENTARES

- Exames de imagem podem ser solicitados na sala de politrauma, na dependência das condições hemodinâmicas do paciente.

EXAME SECUNDÁRIO

- A avaliação secundária também é feita na sala de politrauma, bem como as interconsultas com as demais especialidades. O paciente deixa a sala de politrauma em caso de tratamento cirúrgico de emergência, realização de exames complementares (em caso de estabilidade), ou alta do setor para observação em ambulatório. No caso de tratamentos não-operatórios, o paciente será encaminhado para a Sala de Apoio ao Paciente Traumatizado – SAT (Apêndice 9).

Fluxograma do atendimento ao politraumatizado

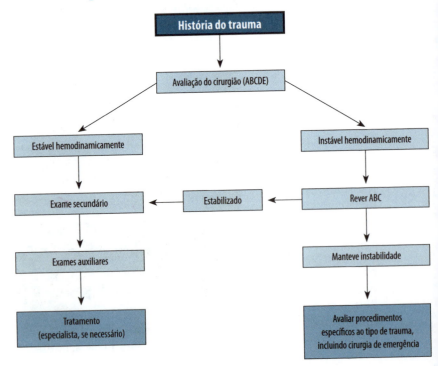

Protocolo 2
Via Aérea Definitiva em Sala de Emergência

"Deus, ao soprar nas narinas do primeiro homem, infundiu-lhe a vida e a alma – pneuma."
Gênesis (2:7)

Estabelecer uma via aérea definitiva em sala de emergência envolve alguns cuidados específicos para não provocar dano adicional e piorar o quadro do paciente.

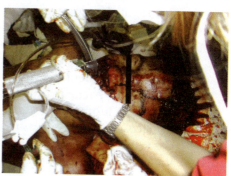

PONTOS-CHAVE

- Melhorar a oxigenação, oferecendo a máxima concentração de O_2 possível.
- Evitar a insuflação de ar no estômago ao se ventilar com pressão positiva.
- Usar a manobra de Sellick no momento da intubação.

- Aspirar secreções e sangue.
- Sedar.
- Conhecer métodos alternativos de manuseio de vias aéreas (plano B).

GENERALIDADES

- O paciente vítima de trauma apresenta algumas características que dificultam a intubação, seja por traumatismo direto de face ou de vias aéreas, seja pela restrição ao posicionamento correto. O diagnóstico precoce destes problemas serve de orientação na estratégia para resolvê-los.
- Tempo é fator preponderante quando se trata de vias aéreas. Ganha-se tempo melhorando a oxigenação do paciente antes de intubá-lo. Três a cinco minutos respirando O_2 a 100% implicará 2 a 3 minutos de boa saturação e tranqüilidade para intubar.
- Regurgitação e vômitos são causados, principalmente, por distensão gástrica. O volume do conteúdo gástrico deve ser superior a 1.000mL para vencer a resistência da válvula gastroesofágica, e a principal contribuição para isso é a insuflação de ar devido à ventilação mecânica com Ambu. A oferta de oxigênio deve ser tecnicamente correta para evitar tal ocorrência.
- Os principais problemas são sangramentos não-compressíveis e vômitos alimentares. Estas ocorrências indicam intubação rápida, se o paciente está com rebaixamento de consciência e hipoxia. A intubação nessas circunstâncias é sempre um fator de risco, já que no processo o paciente fica exposto à aspiração das secreções ou de sangue. A manobra de Sellick costuma ser importante nesses casos.
- Esses procedimentos devem ser realizados em equipe, e alternativas ao tubo orotraqueal (TOT) devem ser antecipadas. Uma alternativa é a cricotireodostomia de urgência, já que o Combitube não impede aspiração de secreções que estejam na faringe.
- Sedação é fundamental em todos os casos em que o paciente apresente alguma reação à laringoscopia. Facilita o procedimento, diminui a resposta simpática e impede o aumento da pressão intracraniana (PIC) causado pelo reflexo de tosse. Uma

seqüência segura é fentanil, 2 a 4mL, EV, seguido por etomidato, 20mg, EV, e succinilcolina, 100mg, EV. Lembrar o tempo de início de ação das drogas: 2 minutos para o fentanil, e 20 a 30 segundos para o etomidato e a succinilcolina. Um *bolus* de soro após a administração das drogas reduz o tempo de circulação, facilitando o início de sua ação.

- As alternativas ao TOT são a máscara laríngea (ML), o Combitube, a cricotireoidostomia, a intubação retrógrada e a intubação nasotraqueal.

SEQÜÊNCIA PARA INTUBAÇÃO

- **A. ECG>9:**
  - Traumatismo de face com sangramento ativo ou hematoma cervical: TOT de urgência com sedação em seqüência rápida. **Plano B:** cricotireoidostomia (pode ser difícil nos hematomas cervicais, – Combitube (pode levar à piora da lesão ou a falso pertuito). ML não está indicada.
  - Tórax instável: TOT e respirador: deixar o paciente respirar O_2 por máscara com reservatório até otimizar saturação, se possível. Sedação. **Plano B:** ML ou intubação retrógrada.
  - TRM cervical: TOT se insuficiência respiratória: padrão ouro é a fibra óptica, mas intubação nasotraqueal (ou às cegas) pode ser tentada. **Plano B:** intubação retrógrada.
  - Traumatismo abdominal fechado – distensão – insuficiência respiratória: TOT pós-sedação antes da sonda nasogástrica (SNG). **Plano B:** Combitube. **Plano C:** Cricotireoidostomia.
- **B. ECG<9:**
  - Verificar padrão respiratório.
  - Se não respira, ventilação ativa com Ambu ou unidade ventilatória.
  - Se não ventila, abrir vias aéreas, utilizar cânula de Guedel e tentar mais duas ventilações.
  - Se ainda não ventila, laringoscopia à procura de corpo estranho.
  - Checar pulso e iniciar reanimação cardiopulmonar (RCP), se ausente.
  - Se ventilação for efetiva no item com Ambu, checar pulso e iniciar RCP.

- Se o paciente mantém respiração espontânea, TOT após-sedação para proteger via aérea.
- TOT não é prioridade no paciente inconsciente em apnéia; o procedimento deve ser realizado após ventilação efetiva.

Via aérea definitiva na sala de emergência

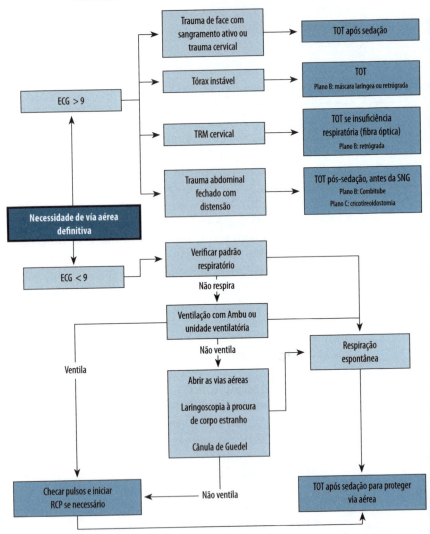

TOT não é prioridade no paciente inconsciente em apnéia; o procedimento deve ser realizado após ventilação efetiva

Protocolo 3

Traqueostomia e Decanulação

"Obstáculos são aqueles perigos que você vê quando tira os olhos de seu objetivo."
Henry Ford

INDICAÇÕES DE TRAQUEOSTOMIA

- Obstrução alta de vias aéreas.
- Assistência respiratória para ventilação mecânica prolongada.
- Traumatismo de face grave.
- Toalete traqueobrônquica.
- Apnéia do sono.

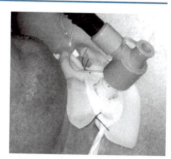

Traqueostomia – Cânula conectada à ventilação mecânica.

MOMENTO DA TRAQUEOSTOMIA

- Após 7 dias de intubação, se a extubação parece improvável por mais de 5 a 7 dias.
- Precoce, se é provável a necessidade de ventilação por um período superior a 21 dias.
- Não adiar até que o paciente alcance 14 dias de intubação orotraqueal, se as condições clínicas e laboratoriais permitirem.
- O procedimento é eletivo.

TÉCNICA

- Avaliar a presença de coagulopatia (permitido o procedimento se RNI menor ou igual a 1,5 e plaquetas > 60.000).
- Avaliar condições da ventilação mecânica (em pacientes submetidos a recrutamento alveolar, com PEEP alta, contra-indicar traqueostomia).
- Anestesia local com sedação ou anestesia geral.
- Incisão transversal ou longitudinal, englobando a pele e o tecido celular subcutâneo.
- Abertura da rafe mediana.
- Rebater superiormente o istmo da tireóide, se necessário (ou seccionar, se necessário).
- Reparos laterais na traquéia, com fio mononáilon 2.0.
- Traqueotomia longitudinal a partir do segundo ou terceiro anel cartilaginoso, englobando dois anéis.
- Colocação da cânula com balonete de baixa pressão, de calibre adequado ao paciente.
- Fixação da cânula com cadarço.

CUIDADOS

- Limpeza freqüente peritraqueostomia, com trocas regulares do curativo.
- Aspiração usando sonda com ponta macia e técnica asséptica. Não aspirar durante a introdução da sonda, mas sim durante a retirada.
- No caso de crostas, instilar 1 a 2mL de soro fisiológico a 0,9% pela cânula.
- Manter o balonete sempre insuflado com o menor nível de pressão possível, enquanto em ventilador mecânico.
- Observar níveis de saturação de oxigênio.
- Manter nebulização contínua.
- Cuidados com cânula de metal – limpeza da cânula interna (macho) três vezes ao dia, colocação de gaze úmida anteriormente à cânula e nebulização de 30 minutos a cada 4 horas.

DECANULAÇÃO

- Evitar troca da cânula antes do segundo dia após a traqueostomia.

- A cânula deverá permanecer por 24 horas após o desmame do respirador com balonete desinsuflado.
- Substituir por cânula de metal nº 4 a 6 (dois números abaixo da de plástico) após 4 dias de traqueostomia.
- Realizar fibrobroncoscopia nos casos em que há suspeita de aspiração de repetição ou se houver dificuldade na ventilação ou na fonação com a cânula de metal obliterada (também em casos de intubação ou traqueostomia difíceis e trabalhosos).
- Arrolhar a cânula por 24 horas antes de sua retirada. Em adultos, o arrolhamento deverá ser feito com cânula igual ou menor do que 3. Em crianças, é aconselhável a diminuição do calibre da cânula (número 1 ou 0) antes de seu arrolhamento.

Protocolo 4

Traumatismo Cervical

"Os grandes navegadores devem sua reputação aos temporais e às tempestades."
Epicuro

As lesões cervicais podem originar-se de traumatismos contusos ou penetrantes, e ambos podem constituir emergências cirúrgicas, com comprometimento de vias aéreas e do sistema vascular (os sistemas carotídeo e vertebral merecem atenção especial). O sistema digestório deve ser investigado e o tratamento das lesões instituído de acordo com os protocolos a seguir.

CONSIDERAÇÕES GERAIS

- O traumatismo cervical é discutido desde meados do século XVI, quando Ambroise Paré ligou a artéria carótida comum e a veia jugular de um soldado ferido em um duelo. Embora tenha sobrevivido, este evoluiu com afasia e hemiplegia. Na realidade, a incidência precisa do traumatismo cervical é desconhecida. Estudos de necropsia têm mostrado que a maioria dos indivíduos com lesão grave de vias aéreas morre na cena do acidente.

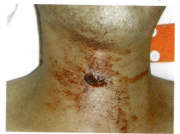

Lesão cervical por arma de fogo em zona II.

CLASSIFICAÇÃO DOS PACIENTES

- **Traumatismo cervical penetrante:**
  - Representa um desafio diagnóstico e terapêutico, devido à anatomia complexa, à proximidade de estruturas vitais e ao potencial de deterioração rápida da via aérea, além de comprometimento vascular e neurológico. Nas últimas duas décadas, o tratamento não-operatório tem se mostrado confiável, e uma conduta mais seletiva vem sendo adotada. Os cuidados com a perviedade da via aérea, o controle do sangramento e as potenciais lesões de coluna cervical devem ser lembrados durante o atendimento a pacientes com esse tipo de lesão.
- **Traumatismo cervical contuso**
  - A coluna cervical é a estrutura mais lesada nesse caso. Pode-se ainda evidenciar disfunção cerebral por dissecção e subseqüente trombose da artéria carótida interna ou, mais raramente, vertebral. O diagnóstico de lesões vasculares no traumatismo contuso pode ser difícil. A angiografia é o método propedêutico de escolha nos pacientes com lesão cervical contusa e déficit neurológico focal de difícil explicação, principalmente naqueles em que a tomografia de crânio não contribui para a elucidação diagnóstica.
  - A lesão da artéria vertebral é rara e pode evoluir silenciosamente. A lesão da carótida no traumatismo cervical contuso ocorre por hiperextensão, e a lesão típica é a do endotélio do vaso, evoluindo para trombose ascendente até o seu segmento intracraniano.

ZONAS CERVICAIS

- Os cirurgiões dividem a região cervical em três zonas, o que auxilia a tomada de decisão. Na zona I estão os grandes vasos do mediastino superior, traquéia, esôfago, ducto torácico e raízes do plexo braquial. Na zona II estão as carótidas, veias jugulares, artérias vertebrais, laringe, esôfago e traquéia. Na zona III encontram-se a parte extracraniana das carótidas, as artérias vertebrais e o segmento proximal das veias jugulares, além da faringe.

ESTRATIFICAÇÃO DOS PACIENTES COM LESÃO CERVICAL

- Pacientes com comprometimento das vias aéreas.
- Pacientes com lesão isolada de laringe ou traquéia.
- Pacientes com lesão suspeita ou documentada de artérias carótidas, veias jugulares, faringe ou esôfago.
- Pacientes com lesão de artérias vertebrais.
- Pacientes com lesões superficiais do pescoço.

DIAGNÓSTICO

- A avaliação inicial deve ser dirigida para o ABC da reanimação. Paciente com grande hematoma cervical deve ser imediatamente intubado. A localização do ferimento na pele da região cervical não é um indicador confiável de lesão. A exploração cirúrgica na sala de atendimento e a exploração digital do ferimento são contra-indicadas devido à possibilidade de deslocamento de um coágulo e de sangramento incontrolável.
- Sinais de lesão da via respiratória: enfisema subcutâneo, estridor, disfonia, hemoptise e pneumomediastino.
- Sinais de lesão do sistema digestório: disfagia, crepitação, ar retrofaríngeo ou pneumomediastino.
- Sinais de lesão vascular cervical: hematoma, sangramento externo significativo, hipotensão, déficit neurológico ou de pulso.
- Modalidades diagnósticas:
  – Radiografia simples de coluna vertebral em perfil.
  – Laringotraqueobroncoscopia.
  – Esofagoscopia.
  – Esofagografia.
  – Doppler.
  – Arteriografia ("padrão-ouro" para lesões vasculares).
  – Tomografia computadorizada (TC).
- Não se deve observar os pacientes com traumatismo cervical por meio de observação clínica desarmada. Os recursos disponíveis devem ser utilizados e selecionados para cada caso, não se esquecendo que é imprescindível a avaliação de um cirurgião experiente.

RASTREAMENTO DOS PACIENTES COM TRAUMATISMO CERVICAL CONTUSO E POSSÍVEL LESÃO ARTERIAL CERVICAL

- Investigar mecanismo de trauma (estiramento dos vasos cervicais) – trauma automobilístico, trauma direto do vaso e fragmentos ósseos.
- Devem ser considerados para angiografia os pacientes com: otorragia, rinorragia, hematoma cervical em expansão, infarto cerebral à TC, além de pacientes com síndrome de Horner e fratura de base de crânio envolvendo o canal carotídeo.
- O tratamento é feito com base na localização e no grau da lesão, sendo fundamentado, principalmente, na anticoagulação e na radiologia intervencionista.

CONTROVÉRSIAS

- Ainda constitui controvérsia o tratamento de paciente hemodinamicamente estável, com lesão cervical penetrante na zona II, sem achado sugestivo de lesão de estrutura vital.
- Existem duas possibilidades: cirurgia mandatória ou exploração seletiva, após confirmação das lesões por meio de pan-endoscopia, esofagografia e arteriografia.
  - A exploração mandatória é reflexo de uma decisão agressiva, assumida na Segunda Grande Guerra, em função dos maus resultados com a conduta conservadora adotada na Primeira Grande Guerra. Essa decisão foi incorporada à prática civil e é conduta ainda hoje defendida por muitos cirurgiões. Devido ao alto índice de exploração negativa, a tendência nos grandes centros é a abordagem seletiva. A decisão deve ser baseada nos recursos do hospital, na experiência do cirurgião e no grau de cooperação do paciente. Entretanto, o custo-benefício da conduta seletiva não tem sido convincentemente demonstrado, levando cirurgiões a adotarem o tratamento operatório compulsoriamente.
  - A simples observação, sem a realização de exames propedêuticos nesses pacientes, torna-se perigosa, tendo em vista a sutileza de uma lesão de esôfago.

– Em resumo, excetuando-se o hematoma em expansão, o sangramento significativo e as evidências incontestáveis de lesão aerodigestiva, quase tudo é controverso em traumatismo cervical, exigindo do cirurgião preparo e capacidade de decisão frente às diversas situações apresentadas. Nas três situações acima o tratamento cirúrgico é compulsório.

RESUMO

- O exame físico pode ser negativo no traumatismo cervical e, com isto, lesões indubitavelmente cirúrgicas podem passar despercebidas.
- A história e o mecanismo do trauma são importantes indicadores da propedêutica ou mesmo da necessidade de cirurgia.
- Deve-se ter cuidados com pacientes intoxicados e com os portadores de lesões associadas, o que impede relato de queixas espontâneas.
- A seleção para angiografia ou pan-endoscopia, nos pacientes estáveis, depende da zona na qual a lesão está localizada.
- O comprometimento da via aérea deve ser resolvido imediatamente. É equivocado aguardar pelos sinais evidentes de insuficiência respiratória obstrutiva para a tomada de decisão.
- Na falta de recursos propedêuticos, todos os pacientes com traumatismo cervical (zona II) devem ser explorados cirurgicamente. Isto é mais seguro que a avaliação clínica continuada.
- A tomografia computadorizada ocupa cada vez mais espaço na propedêutica do traumatismo cervical em todas as suas modalidades.
- A lesão que transfixa o pescoço exige exploração bilateral. O edema cervical que sucede ao ato operatório pode ser significativo. Daí a importância de se considerar uma via aérea cirúrgica (traqueostomia), conforme a magnitude da agressão.
- O tratamento dos pacientes com traumatismo cervical penetrante na zona II, sem evidências de lesão vascular ou aerodigestiva, continua controverso. Exploração compulsória ou seletiva depende, portanto, dos recursos materiais disponíveis para uma propedêutica adequada, das condições do paciente, do discernimento e da experiência do cirurgião.

Fluxogramas em traumatismo cervical

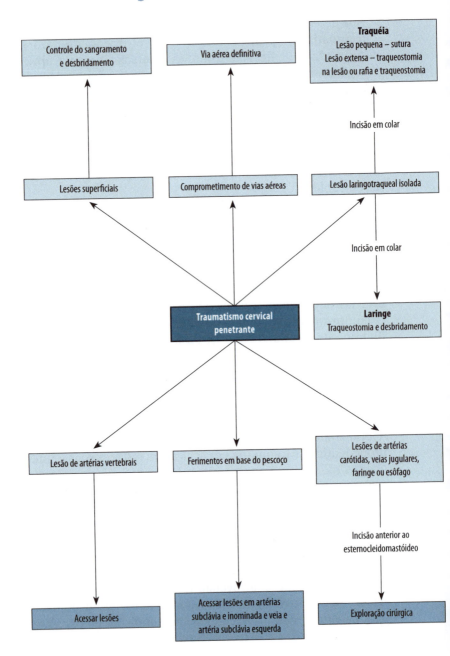

TRAUMATISMO CERVICAL 19

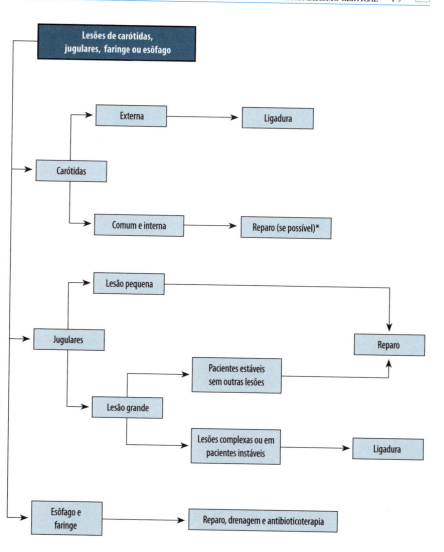

*Exceção – cirurgia em pacientes com acidente vascular encefálico decorrente da lesão com mais de 12 horas de evolução. Neste caso, procede-se à ligadura.

Protocolo 5

Traumatismo Torácico Contuso: Hemotórax, Pneumotórax e Contusão Pulmonar

"Você não se afoga por cair na água.
Se afoga por continuar nela."
Anônimo

INTRODUÇÃO

- O traumatismo torácico contuso é freqüente em nossa prática clínica e encontra-se associado a diversas situações, como acidentes automobilísticos e motociclísticos, quedas e atropelamentos.

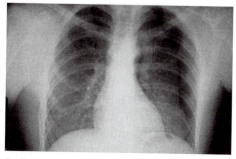

Radiografia de tórax em PA evidenciando pneumotórax à esquerda.

- Como em todos os pacientes atendidos no serviço, a avaliação inicial dos pacientes vítimas de traumatismo torácico contuso é feita conforme o protocolo do ATLS®. Isso possibilita avaliação rápida e holística da situação, direcionando propedêutica complementar e, muitas vezes, terapêutica imediata na sala de emergência.
- O hemotórax resulta, geralmente, de laceração do parênquima pulmonar, lesão de vasos intercostais ou lesão de parede torácica, vasos brônquicos ou torácicos maiores.

DIAGNÓSTICO E CONDUTAS

- Hemotórax agudo é o acúmulo de sangue na cavidade pleural devido a traumatismo torácico contuso ou penetrante. No atendimento inicial ao paciente politraumatizado, o hemotórax deve ser classificado como pequeno, médio ou grande de acordo com parâmetros clínicos e imagem radiológica, quando esta estiver disponível. A conduta expectante está indicada nos pacientes clinicamente estáveis, com traumatismo torácico contuso, com hemotórax de pequeno volume ao exame radiológico e que não apresentem pneumotórax ou enfisema subcutâneo associados. A radiografia de tórax deve ser repetida, nesse grupo, em 48 horas e, havendo estabilidade ou melhora progressiva do quadro clínico, a alta hospitalar poderá ser dada. Porém, nos casos em que se observar aumento do hemotórax ou surgimento de pneumotórax, a drenagem torácica deverá ser instituída.

- Nos traumatismos torácicos contusos, procede-se à drenagem pleural fechada com dreno tubular 36 ou 38Fr para adultos e proporcional nos pacientes de baixo peso e crianças, em ambiente asséptico, atendendo ao quesito de uma técnica cirúrgica adequada à experiência e à habilidade do cirurgião. A drenagem deverá ser realizada, também, no hemotórax de pequeno volume associado a pneumotórax ou enfisema subcutâneo e no de moderado a grande volume em todos os casos.

- Coleta do sangue drenado para a realização de autotransfusão (ver Apêndice 2).

- A orientação quanto ao posicionamento do dreno visa, também, à drenagem de eventual pneumotórax associado, muito freqüente nos casos de traumatismo torácico contuso.

- Após a toracostomia com drenagem fechada em selo d'água, ocorrem reexpansão pulmonar e interrupção do sangramento em cerca de 85% dos casos. A indicação de toracotomia exige refinamento maior que a simples observação do volume de drenagem. Deve-se observar atentamente as condições hemodinâmicas do paciente, bem como sua resposta inicial à reposição volêmica. Como parâmetros relacionados à drenagem, o paciente que apresenta débito inicial de 1.500mL ou mantém drenagem > 200mL/h nas primeiras 4 horas é candidato à toracotomia, após avaliação dos critérios clínicos anteriormente mencionados.

- Uma situação de exceção é o hemotórax pequeno (<300mL) em pacientes totalmente assintomáticos, sem lesões associadas graves. Esses pacientes podem ser mantidos em observação com fisioterapia e analgesia e, caso o controle radiológico não indique aumento do volume de sangue acumulado, lhes é reservada toracocentese no quinto dia após traumatismo como forma de tratamento.
- É essencial que o hemotórax seja evacuado totalmente, visando evitar as complicações do hemotórax retido.
- Após a drenagem, o paciente é mantido sob analgesia adequada e orientado, caso esteja apto a fazê-lo, a realizar fisioterapia respiratória e iniciar deambulação o mais precocemente possível. São ainda indicadas ordenhas periódicas nos drenos, para evitar sua obstrução. Uma vez constatado hemotórax retido no exame clínico e na radiografia de tórax, é indicada tomografia computadorizada (TC) de tórax para confirmar sua existência (diferenciando-o de consolidação parenquimatosa), seu volume e eventual loculação, sendo então indicada pleuroscopia entre o quinto e oitavo dia pós-trauma, caso o paciente ofereça condições, evitando assim a organização do coágulo e a formação de fibrotórax e minimizando a incidência de empiema. A toracocentese deve ser avaliada antes da indicação de pleuroscopia.
- O pneumotórax no traumatismo contuso decorre da lesão da pleura visceral com comprometimento de qualquer magnitude do parênquima pulmonar.
- Deve ser suspeitado na avaliação inicial de todos os pacientes politraumatizados. Dispnéia, hipertimpanismo à percussão e diminuição do murmúrio vesicular à ausculta são sinais indicativos. Sempre que possível, deve ser realizada radiografia de tórax para confirmação, a qual pode ser executada até mesmo na sala de emergência.
- Nos casos de pacientes assintomáticos com pneumotórax pequeno e sem indicação de ventilação mecânica, a observação clínica intra-hospitalar com controle radiológico é uma opção adequada, sendo indicada drenagem torácica em caso de aumento do pneumotórax, piora clínica ou necessidade de ventilação mecânica. A dúvida quanto a drenagem de um pequeno pneumotórax deve ser vista como fator incentivador no sentido de realizá-la.

- Caso o paciente se apresente, à avaliação inicial ou secundária, com quadro de deterioração ventilatória e/ou hemodinâmica, traduzido por queda na saturação, dispnéia intensa ou queda em pressão arterial, a drenagem do pneumotórax deverá ser imediata (pneumotórax hipertensivo). Esta é realizada inicialmente mediante punção com Jelco 14Fr no segundo espaço intercostal, na linha hemiclavicular, o que possibilita rápida recuperação funcional do paciente até que se prepare material para a realização de toracostomia com drenagem fechada, executada no quinto ou sexto espaço intercostal, linha axilar média, com dreno direcionado superior e posteriormente, visando ao tratamento de eventual hemotórax associado.
- Lembrar sempre que o diagnóstico do pneumotórax hipertensivo, que demanda descompressão imediata, é realizado com base em parâmetros clínicos, dispensando qualquer propedêutica radiológica.
- A drenagem torácica em selo d'água é suficiente para garantir a reexpansão pulmonar e a interrupção do escape aéreo na maioria absoluta dos casos, sendo a toracotomia raramente necessária. Escape aéreo maciço e intratável com drenagem simples ou escape maciço associado a hemotórax volumoso indica lesões de tratamento cirúrgico, como lesões de vias aéreas ou lacerações pulmonares.
- A contusão pulmonar é a lesão mais comumente associada ao traumatismo torácico contuso, ocorrendo em 30% a 75% dos casos. Em geral, está associada a outras lesões torácicas e em outras topografias, o que dificulta a avaliação da contusão pulmonar isoladamente e de sua potencial gravidade. As fraturas de escápula e costelas proximais, por estarem relacionadas a traumatismo de grande intensidade, geralmente estão associadas a contusão pulmonar significativa, embora em crianças seja comum a presença de contusão grave sem fraturas costais, devido à grande elasticidade da caixa torácica.
- A base anatomopatológica da contusão pulmonar é uma lesão pulmonar com conseqüente hemorragia nos espaços alveolares. As contusões tendem a evoluir para estabilização nas primeiras 72 horas, com controle espontâneo do sangramento.
- Dispnéia, hemoptise, cianose e hipotensão são sinais compatíveis com contusão pulmonar grave. A PO_2, o gradiente alvéolo-arterial e a complacência pulmonar estão geralmente dimi-

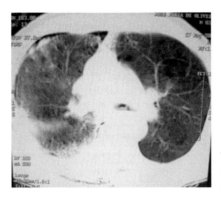

Tomografia de tórax evidenciando contusão pulmonar à direita e pequeno pneumotórax.

nuídos. A hiperventilação pode provocar alcalose, porém, com a piora clínica, poderá ocorrer retenção de CO_2 e conseqüente acidose respiratória.
- A radiografia de tórax mostra infiltrados alveolares únicos ou múltiplos, causados pela hemorragia intra-alveolar, que podem coalescer com o passar das horas. A TC é vantajosa, em relação à radiografia, na avaliação da contusão pulmonar.
- A reanimação volêmica agressiva, necessária em boa parte dos casos de pacientes politraumatizados, leva à piora da contusão pulmonar.
- Os pacientes devem ser mantidos hospitalizados, pois sua condição clínica pode deteriorar-se rapidamente. Deve-se ofertar O_2, para manter a saturação de O_2 >90%, analgesia adequada, para evitar hipoventilação, fisioterapia respiratória, para evitar atelectasias, e proceder à intubação orotraqueal com ventilação mecânica nos casos de insuficiência respiratória. Uma TC de tórax é realizada quando a radiografia denota contusão pulmonar, para melhor quantificar a área lesada. Apesar de preconizado em alguns serviços, o uso de antibióticos e corticosteróides não integra o protocolo de tratamento do traumatismo torácico contuso no HPS João XXIII.

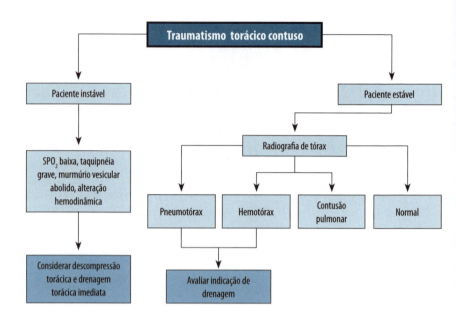

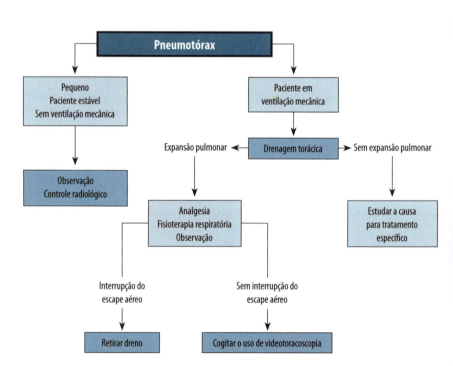

TRAUMATISMO TORÁCICO CONTUSO: HEMOTÓRAX, PNEUMOTÓRAX E CONTUSÃO PULMONAR 27

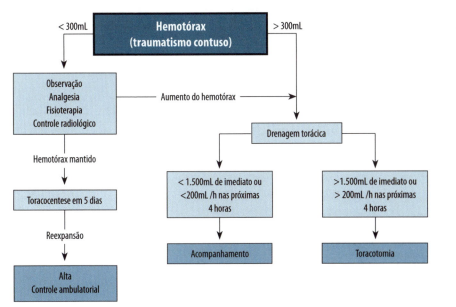

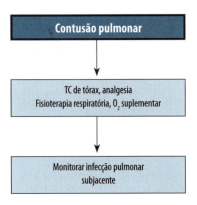

Protocolo 6

Traumatismo Transfixante de Mediastino

*"Comece de onde você está, Use o que você tem.
Faça o que você pode."*
Arthur Robert Ashe, Jr.

A princípio, todas as lesões que interessam o mediastino devem ser consideradas transfixantes.

DEFINIÇÃO

- Lesões penetrantes que interessem a topografia do mediastino podem ocasionar lesões com alto índice de mortalidade, tais como cardíacas, de grandes vasos, da árvore traqueobrônquica e do esôfago torácico.

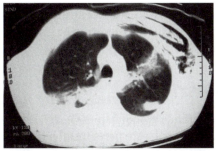

Tomografia computadorizada de tórax de paciente com lesão transfixante do mediastino por arma de fogo.

DIAGNÓSTICO

- Considerar quando:
  - Existem dois ou mais orifícios em hemitórax diferentes.
  - Existem orifício e projétil em hemitórax distintos.
  - Existem orifício e lesão em hemitórax distintos.
  - Existe lesão perfurante e o objeto agressor tem dimensão compatível com o alcance do mediastino.
  - O objeto agressor tem dimensões suficientes para alcançar o mediastino.
  - Foi identificado fragmento metálico de projétil próximo a estruturas mediastinais.
  - Há alargamento do mediastino.
  - Existe hemotórax volumoso à esquerda.
  - Ocorre desvio da sonda nasogástrica ou da traquéia.
  - Foi identificado um hematoma pleural apical ou enfisema mediastinal.
  - Na presença de traumatismo raquimedular.
  - Quando houver evidência de êmbolo balístico com orifício de entrada em um dos hemitórax.

ETIOLOGIA

- Noventa por cento das lesões são decorrentes de trauma penetrante, principalmente por arma de fogo.

QUADRO CLÍNICO

- Variado, de acordo com a estrutura lesada. Pode-se encontrar pacientes assintomáticos ou *in extremis* com hemorragia exsanguinante, ou tamponamento cardíaco.

PROGNÓSTICO

- A mortalidade global é de 20%. Em doentes com instabilidade hemodinâmica, este percentual pode chegar a 40%.
- Cinquenta por cento estão hemodinamicamente instáveis e outros 30% terão avaliação diagnóstica positiva para tratamento cirúrgico.

Traumatismo transfixante de mediastino

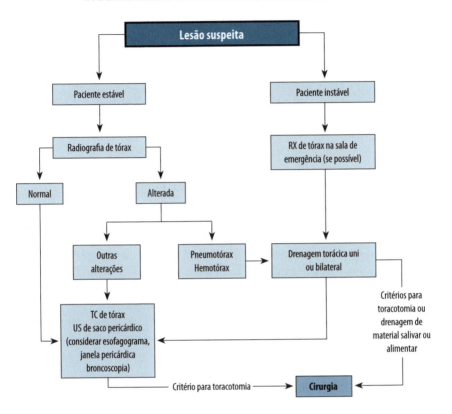

Realizar endoscopia no peroperatório.
Em pacientes instáveis com acometimento bilateral, realizar a toracotomia pelo lado com maior perda sanguínea.

Protocolo 7

Alargamento de Mediastino

"Se você não sabe para onde está navegando, nenhum porto é favorável."
Sêneca

O alargamento do mediastino deve ser suspeitado de acordo com as interpretações do mecanismo do trauma e do exame clínico do paciente traumatizado.
A radiografia de tórax é o exame de imagem inicialmente solicitado, e seu resultado levará à cascata de eventos demonstrada a seguir, para elucidação e tratamento de possíveis lesões.
As lesões de vísceras mediastinais ameaçam a vida, e o uso de protocolos pode ajudar na tomada de decisões.

ETIOLOGIA

- Pode-se atribuir o alargamento do mediastino à lesão de vias aéreas (presença de enfisema), porém, a presença de sinais de alargamento de mediastino em radiografias de tórax pós-trauma se deve, principalmente, ao acúmulo de sangue. Nos casos de ruptura de aorta, somente o imediato reconhecimento da lesão pode oferecer uma chance ao paciente.

DIAGNÓSTICO

- O diagnóstico de alargamento de mediastino se faz com base no mecanismo de trauma e nos achados do exame físico e da radiografia de tórax. A interpretação de alargamento à radiografia é subjetiva, porém a medida arbitrária de 8cm é usualmente utilizada, desde que a radiografia seja realizada com o paciente em pé ou sentado. O apagamento do botão aórtico é achado radiológico de grande valia.

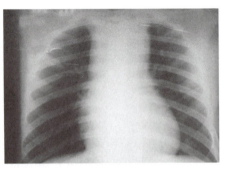

Radiografia de tórax mostrando alargamento de mediastino após trauma contuso.

- O próximo passo é a realização de TC de tórax, que, a depender dos resultados, pode ser seguida de ecocardiografia transesofágica e transtorácica.

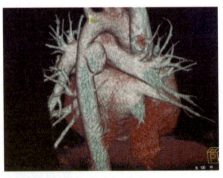

Angiotomografia computadorizada realizada no paciente da radiografia acima.

ALARGAMENTO DE MEDIASTINO 35

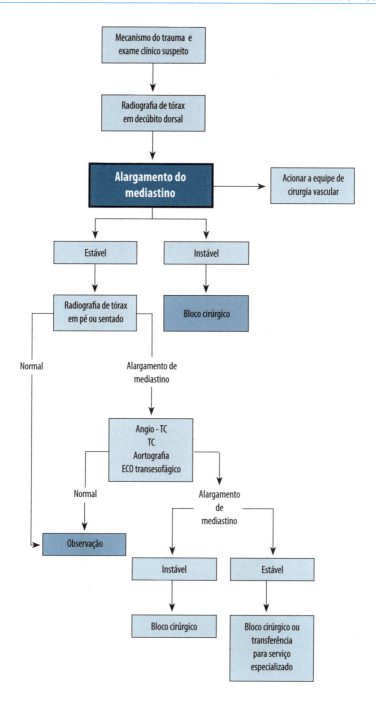

Protocolo 8

Hemotórax Retido

"Se você fica esperando, tudo o que acontece é que você fica velho."
Larry McMurtry

O hemotórax pós-traumático retido, definido como presença de coleção pleural sanguinolenta persistente por mais de 48 horas após drenagem pleural, ocorre em 1% a 20% dos pacientes com traumatismo torácico (e é menos freqüente quando eles são submetidos a fisioterapia vigorosa).

DIAGNÓSTICO

- O diagnóstico será radiológico, evidenciando-se áreas de velamento à radiografia de tórax. A tomografia computadorizada (TC) do tórax será muito valiosa na diferenciação entre comprometimento pleural (presença de líquido livre ou loculado) e parenquimatoso (atelectasia, consolidação). Além disso, será útil no diagnóstico de outros problemas, como hérnia diafragmática e afundamento da parede torácica.
- A ultra-sonografia de tórax está reservada para os pacientes sem condições de transporte ao aparelho de TC. Deve ser enfatizada a necessidade de se buscar a diferenciação entre comprometimento pleural e parenquimatoso, principalmente nos pacientes mais graves, em ventilação mecânica, e de maior risco cirúrgico.

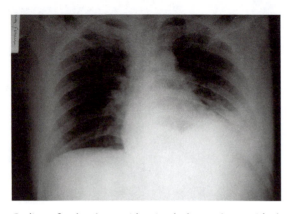

Radiografia de tórax evidenciando hemotórax retido à esquerda.

TRATAMENTO

- Diagnosticado o hemotórax retido, a atitude cirúrgica, respeitando-se as condições do paciente, deverá ser tomada dentro de, no máximo, 5 dias, na tentativa de evitar a instalação de empiema, formação de aderências e encarceramento pulmonar, tempo prolongado de internação e maior morbidade.
- Se for diagnosticado um derrame pleural livre à tomografia, será feita primeiramente a toracocentese com controle radiológico posterior. Caso permaneça ou aumente a área de velamento, deve-se realizar a pleuroscopia, procedimento seguro e de baixa morbidade, evitando-se redrenagem ou reposicionamento do dreno, procedimento não mais considerado viável no manejo do hemotórax.
- A pleuroscopia é um procedimento seguro inclusive à beira do leito de CTI, em pacientes com contra-indicações absolutas para transporte ao centro cirúrgico.
- O paciente somente receberá alta hospitalar após resolução total da coleção pleural (tomografia com contraste).

HEMOTÓRAX RETIDO 39

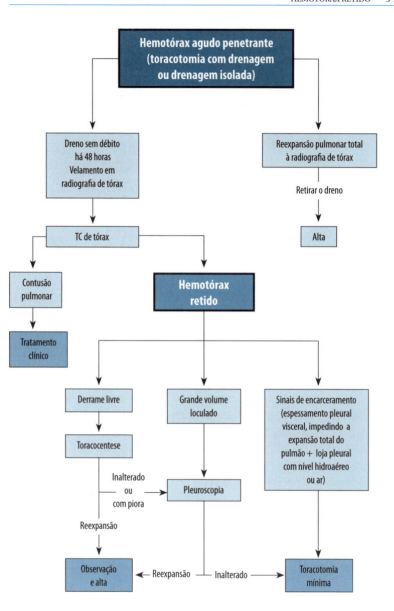

Protocolo 9

Protocolo Onda Vermelha para o Atendimento de Paciente *in Extremis*

"De acordo com meus cálculos, as chances de você conseguir são mínimas!"
C3PO

"Nunca me diga quais são as minhas chances."
Hans Solo

O protocolo Onda Vermelha foi criado no Hospital João XXIII, em 2004, para otimizar o atendimento ao paciente gravemente traumatizado (in extremis) e garantir condições adequadas de trabalho e segurança para a equipe envolvida (cirurgiões, residentes, anestesistas, enfermagem e banco de sangue).

OBJETIVOS

- Aumentar a taxa de sobrevida dos pacientes.
- Diminuir o risco de contaminação da equipe.
- Promover uma otimização do atendimento ao paciente *in extremis*.

CONSIDERAÇÕES GERAIS

- Etapa importante na implantação consistiu no treinamento do pessoal envolvido no atendimento inicial e na criação de uma sala exclusiva e equipada (caixas de toracotomia, esternotomia, laparotomia, cirurgia vascular) no centro cirúrgico. Uma sirene foi adaptada no bloco cirúrgico e outra no banco de sangue. Seu acionamento ocorre na sala de emergência.

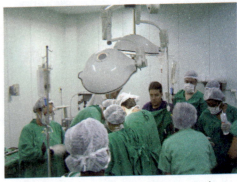

Paciente sendo submetido a toracotomia de reanimação no bloco cirúrgico do HPSJ XXIII.

- Fator-chave na execução do protocolo é a horizontalidade do setor de emergência do Hospital João XXIII, onde poucos metros separam a sala de atendimento inicial do centro cirúrgico.
- Após a implantação do protocolo, observou-se aumento significativo na sobrevida dos pacientes *in extremis* atendidos no serviço.

LOGÍSTICA

- O paciente chega à sala de emergência e é encaminhado ao boxe de reanimação; durante exame primário, se é identificada a condição *in extremis*, é acionada a sirene com ordem do cirurgião assistente. Com isso o banco de sangue encaminha automaticamente unidades de sangue O⁻ para o bloco e as equipes de anestesia e enfermagem se dirigem para a sala da Onda Vermelha. Na foto que ilustra este capítulo vê-se um paciente sendo tratado ainda na presença do médico do SAMU que o acompanhou até o bloco cirúrgico, demonstrando integração e continuidade total entre o atendimento pré-hospitalar e o intra-hospitalar de maneira rápida e eficiente.
- O objetivo é controlar rapidamente as lesões potenciais de risco de morte, sendo utilizados diversos acessos cirúrgicos.

DEFINIÇÕES

- **Pacientes *in extremis*** – são aqueles gravemente traumatizados com os seguintes achados no exame clínico inicial:
    - Risco iminente de parada cardiorrespiratória.
    - Inconscientes.

- Movimentos respiratórios agônicos.
- Ausência de pulsos palpáveis.
- Perfusão periférica diminuída ou ausente.
- Pressão arterial sistólica ≤ 50mmHg.
- Sinais evidentes de tamponamento cardíaco.

- **Toracotomia de reanimação** – realizada para obter rápido acesso à aorta torácica e ao coração. Utilizada para clampeamento aórtico (controle de hemorragias e melhora do enchimento cardíaco com preservação do fluxo para cérebro e coração) e realização de massagem cardíaca interna. Pode ser usada em pacientes com parada cardíaca e atividade elétrica presente. Traumatismo penetrante é a melhor indicação, e a mortalidade por traumatismo contuso se aproxima de 100%.

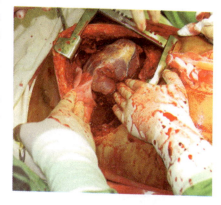

- **Toracotomia de emergência** – visa acessar a cavidade torácica que apresenta lesões, podendo ser realizada à direita ou à esquerda e em diversos segmentos, dependendo do acesso à estrutura desejada.
- **Esternotomia de emergência** – procedimento preferencial para lesões cardíacas e de grandes vasos.
- **Laparotomia de emergência** – acesso amplo para controle rápido da hemorragia abdominal. Dependendo da gravidade do paciente, pode ser precedida pela toracotomia de reanimação.
- **Incisões específicas** – cervicotomias, inguinotomias e acessos supra-escapulares são exemplos de opções nas intervenções do protocolo Onda Vermelha, visando sempre ao controle rápido e objetivo do sangramento com risco iminente de morte.

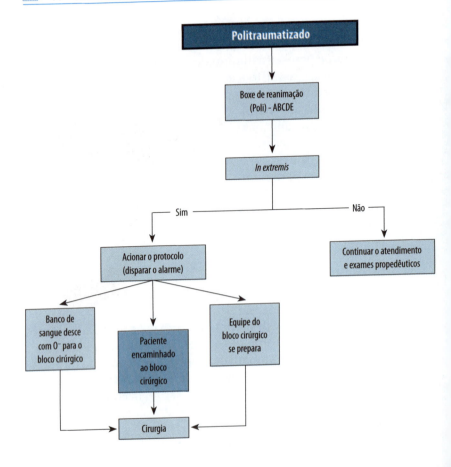

Toracotomia de emergência

> *"E da costela que o SENHOR Deus tomou do homem, formou uma mulher, e trouxe-a a Adão."*
> **Gênesis (2:2)**

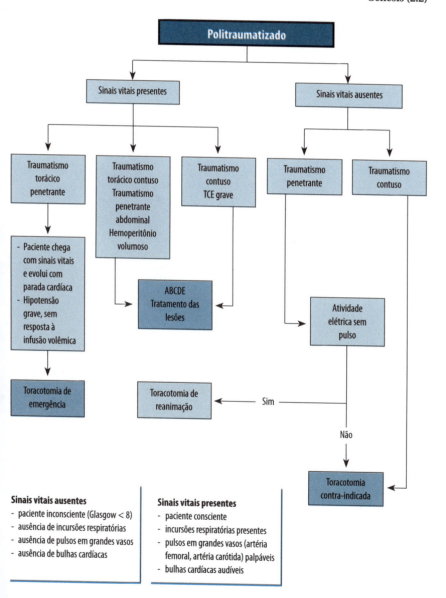

Sinais vitais ausentes
- paciente inconsciente (Glasgow < 8)
- ausência de incursões respiratórias
- ausência de pulsos em grandes vasos
- ausência de bulhas cardíacas

Sinais vitais presentes
- paciente consciente
- incursões respiratórias presentes
- pulsos em grandes vasos (artéria femoral, artéria carótida) palpáveis
- bulhas cardíacas audíveis

Protocolo 10

Lesões Cáusticas do Esôfago

*"Quanto maior a dificuldade,
tanto maior o mérito em superá-la."*
Henry Ward Beecher

DEFINIÇÕES

- Cáustico é toda substância que produz destruição dos tecidos expostos, causando necrose.
- Os ácidos cáusticos produzem necrose de coagulação, que forma uma camada protetora que limita a penetração dessas substâncias nos tecidos mais profundos. O ácido sulfúrico e o ácido clorídrico (muriático) são os mais freqüentemente associados com lesões significativas após a ingestão.
- Os álcalis cáusticos produzem necrose liquefativa. Eles dissolvem os tecidos e com isso atingem regiões mais profundas, além de atingirem uma maior extensão devido à sua consistência mais viscosa, que permite contato mais prolongado com a mucosa.

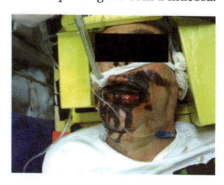
Lesão perioral causada por soda cáustica.

Alterações mais significativas são mais comumente observadas após a ingestão de **hidróxido de sódio (soda cáustica)**, amônia, hidróxido de potássio e hipoclorito de sódio (água sanitária).

FATORES QUE INFLUENCIAM A GRAVIDADE DAS LESÕES

- Não é só o pH o fator determinante da gravidade da lesão. Além dele, deve-se considerar: volume ingerido, forma de apresentação, concentração, grau de viscosidade, duração do contato, presença/ausência de comida e presença/ausência de refluxo gastroesofágico.
- A forma sólida cristalina dos álcalis dificulta a deglutição, e estas substâncias podem ficar aderidas à mucosa faríngea, palatina e esofágica proximal, causando queimaduras profundas e muito dolorosas. Assim, a capacidade de lesar distalmente o esôfago é diminuída. Nesses casos, as lesões sobre o esôfago ocorrem em 10% a 30% dos casos.
- Por outro lado, os álcalis líquidos têm maior potencial lesivo sobre o esôfago e o estômago. São menos dolorosos no início da ingestão, e por isso se consegue degluti-los com mais facilidade. Nesses casos, a lesão esofágica é encontrada em 100% dos casos.
- Os ácidos passam com grande rapidez através do esôfago e, por isso, só produzem lesões neste nível em 6% a 20% dos casos. Também passam com rapidez pela pequena curvatura gástrica mas, ao chegarem à região pré-pilórica, causam, quase de forma instantânea, necrose coagulativa. A escara que se forma limita a penetração. Em fase posterior produz-se o desprendimento da escara e, conforme o grau de necrose, poderá haver perfuração.

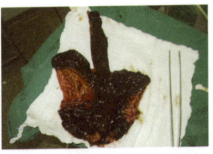
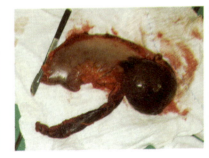

Peças cirúrgicas (esofagogastrectomia por lesão cáustica).

- A dor desencadeada pela ingestão do cáustico é responsável pelo espasmo glótico reflexo, com subseqüente regurgitação. Além de agravar a queimadura oral, lingual e facial, a lesão pode estender-se pela região do mento e do tórax.

DIAGNÓSTICO

- Clínico:
  - Antecedente de ingestão de cáustico.
  - Conhecimento do produto.
- Laboratorial.
- Radiológico.
- Endoscopia digestiva alta.
- Disfonia, dispnéia e estridor denunciam lesão por aspiração. Há queimadura da epiglote, das pregas vocais e da traquéia. O edema laríngeo pode progredir para asfixia e morte. A ausência de sintomatologia respiratória inicial não afasta a presença de queimadura laríngea. As seguintes investigações podem ser úteis para avaliar complicações e auxiliar o acompanhamento clínico, além, evidentemente, da endoscopia: gasometria, coagulograma, hemograma, ECG, eletrólitos, glicemia, funções renal e hepática, radiografia de tórax e abdome, esofagografia e TC tórax para detectar perfuração.

INDICAÇÕES DE ENDOSCOPIA DIGESTIVA ALTA

- Substâncias com pH < 2: precocemente, já que a intensidade da reação cáustica por ácidos é máxima na primeira hora pós-exposição.
- Substâncias com pH > 12: dentro das primeiras 24 horas.
  - Durante as primeiras 24 a 48 horas, o risco de perfuração é menor.
  - O período crítico para perfuração e sangramento após ingestão de álcalis cáusticos está entre o quinto e o 12º dia para os procedimentos endoscópicos.

CONTRA-INDICAÇÕES DE ENDOSCOPIA DIGESTIVA ALTA

- Sinais/sintomas de perfuração.
- Instabilidade hemodinâmica.
- Mais de 48 horas de exposição (relativo).
- Fase subaguda (5 a 15 dias de exposição).

CLASSIFICAÇÃO ENDOSCÓPICA

- A classificação mais freqüentemente utilizada para a esofagite cáustica é a de Zargar (1989):
  - **GRAU 0:** exame normal.
  - **GRAU 1:** edema ou hiperemia de mucosa.
  - **GRAU 2A:** ulcerações superficiais e localizadas, friabilidade, bolhas.
  - **GRAU 2B:** grau 2A mais ulcerações anulares confluentes.
  - **GRAU 3:** múltiplas ulcerações profundas, área de necrose.

TRATAMENTO

- **Medidas básicas:**
  - Jejum.
  - Medidas de suporte.
  - Não provocar vômitos.
  - Não realizar diluição/neutralização.
  - Não utilizar corticóides.
  - Antibiótico profilático não é necessário.
  - Não tem lugar o carvão ativado.
  - Antagonistas H_2 ou inibidores de bomba de prótons devem ser prolongados.
- **Medidas específicas:**
  - **GRAU 1:**
    - À toxicologia.
  - **GRAU 2:**
    - À SAT. Avaliar via nutricional.
    - Jejunostomia para os casos 2B.
  - **GRAU 3:**
    - Estável e em ventilação espontânea – SAT – jejunostomia nas primeiras 24 horas. Observação por 48 a 72 horas.
    - Instável – reanimação na sala de politraumatizados – condição muito provavelmente cirúrgica.

TRATAMENTO TARDIO

- O tratamento mecânico das estenoses do esôfago só deve ser solicitado a partir da quarta semana de ingestão.
- A cirurgia reconstrutiva dos esofagectomizados deve ser realizada a partir do primeiro ano de ingestão e a plastia ideal é realizada com o cólon.

LESÕES CÁUSTICAS DO ESÔFAGO 51

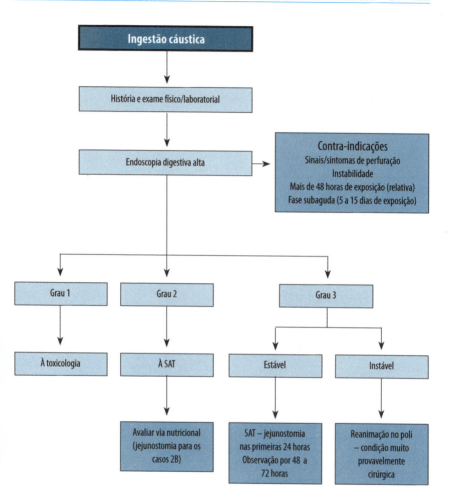

Protocolo 11

Traumatismo Penetrante Toracoabdominal à Direita

"Nem todos que vagam estão perdidos."
J. R. R. Tolkien

A abordagem ao paciente com traumatismo penetrante na transição toracoabdominal direita passou por mudanças após o advento dos exames de imagem. A possibilidade de tratamento seletivo é uma realidade.

CONSIDERAÇÕES GERAIS

- Para optar por esse tipo de abordagem, e saber quando, como e onde realizá-la, é preciso definir alguns aspectos importantes, descritos a seguir.
- Região toracoabdominal direita:
  - Região delimitada superiormente pelo quarto espaço intercostal anterior, sexto espaço intercostal lateral e sétimo espaço intercostal posterior. Medialmente, pela linha mediana e inferiormente pelo rebordo costal direito.

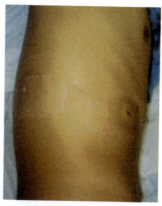

Orifícios de entrada e saída de projétil de arma de fogo, em transição tóraco abdominal à direita.

- Estruturas mais lesadas: fígado, pulmão, diafragma, rim direito, duodeno, cólon ascendente e transverso e veia cava inferior.
- Características da lesão hepática:
  - 1 – via de acesso difícil, principalmente nas lesões superiores e posteriores;
  - 2 – sangramento de origem venosa e de baixa pressão, que pode cessar espontaneamente;
  - 3 – quando uma lesão venosa hepática manifesta sangramento vultoso, exige manobras cirúrgicas complexas para obter hemostasia adequada.

TRATAMENTO

- O tratamento não-operatório em casos selecionados é uma realidade.
  - 1 – O índice de laparotomias não-terapêuticas nos pacientes com essa lesão é em torno de 20%.
  - 2 – A laparotomia não-terapêutica não é isenta de morbimortalidade.
  - 3 – O exame físico seriado, quando realizado de maneira correta, é confiável para diagnóstico de lesão de víscera oca.
  - 4 – Lesões de intestino delgado ou grosso operadas até 12 horas pós-trauma não têm aumento significativo na morbimortalidade.
  - 5 – A tomografia computadorizada do abdome permite estudar de maneira adequada a trajetória do projétil de arma de fogo, diagnostica e classifica as lesões de vísceras maciças, quantifica a presença de líquido livre, afasta a possibilidade de retropneumoperitônio e pneumoperitônio e torna possível diagnosticar a presença de sangramento ativo nas lesões de vísceras maciças.

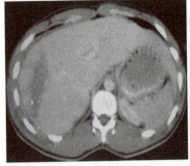

Tomografia computadorizada demonstrando lesão hepática por projétil de arma de fogo.

- Quando realizar o tratamento não-operatório:
  - Pacientes com traumatismo penetrante na transição toracoabdominal direita e que são admitidos com estabilidade hemodinâmica e sem sinais de irritação peritoneal.
- Condições essenciais para se realizar o tratamento não-operatório:
  - 1 – Local adequado para se observar e monitorar o paciente.
  - 2 – Protocolo bem-fundamentado.
  - 3 – Cirurgião de trauma experiente de plantão.
  - 4 – Bloco cirúrgico disponível 24 horas.
  - 5 – Exames de imagem e laboratório em tempo integral.
  - 6 – Serviços de hemodinâmica e endoscopia de fácil acesso.

CUIDADOS: SITUAÇÕES DE RISCO PARA O TRATAMENTO NÃO-OPERATÓRIO

- 1 – Ferimento por arma de fogo cujo orifício de entrada está abaixo do rebordo costal.
- 2 – Ferimento por arma de fogo cujo orifício de entrada está à esquerda da linha média.
- 3 – Ferimento por arma de fogo que antes de se alojar na massa hepática tenha lesado primeiramente o rim (aumenta a chance de lesão do ângulo hepático do cólon).
- 4 – Ferimento por arma de fogo transfixante, sendo um dos orifícios no dimídio esquerdo.

PROTOCOLO 11

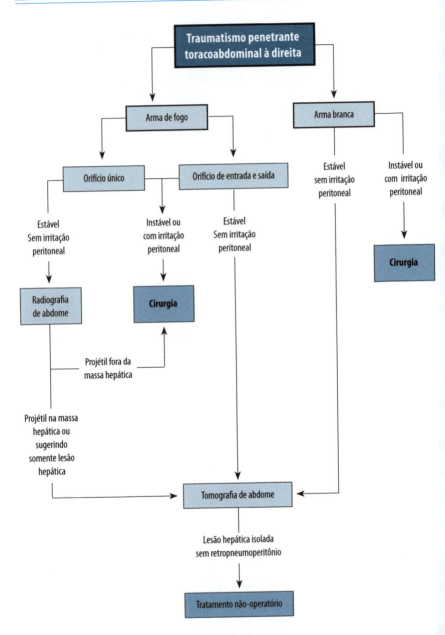

A lesão hepática exclusiva não afasta acometimento da vesícula biliar. É preciso ter atenção quanto a esta possibilidade em qualquer modalidade de trauma penetrante.

Protocolo 12
Traumatismo Abdominal por Arma Branca

"Se você está atravessando o inferno, continue indo."
Winston Churchill

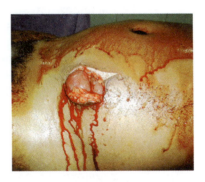

O uso de laparotomia de rotina para o tratamento de lesões causadas por arma branca leva a um grande número de laparotomias desnecessárias, e nas últimas décadas uma abordagem mais seletiva dos casos tem se mostrado eficaz. Esta abordagem se faz, principalmente, com base no exame clínico do paciente.

INTRODUÇÃO

- O estabelecimento de protocolos para a tomada de decisões no atendimento desses pacientes ajuda a esclarecer quanto à necessidade de realização de laparotomias. Entretanto, a rigidez na sua aplicação pode levar a um uso indiscriminado. A visão global dos sinais apresentados pelo paciente, aliada a exames de imagem e laboratoriais, pode refinar o uso desses protocolos e a indicação de cirurgias.

DIAGNÓSTICO

- O exame clínico seriado pode ter uma acurácia de 93%, sendo o pilar da avaliação do paciente vítima desse tipo de lesão. Aliado à avaliação do *status* hemodinâmico irá apontar, na maioria dos casos, para a necessidade de cirurgia.
- A laparotomia, de maneira geral, deve ser indicada em pacientes com sinais de perda volêmica, sinais de peritonite, radiografia de tórax com pneumoperitônio e presença de sangue ao toque retal ou na sondagem nasogástrica, e em pacientes eviscerados.
- Os pacientes sem sinais de penetração evidentes, com lesões em abdome anterior, são submetidos à exploração cirúrgica da ferida. Em caso de penetração além do plano aponeurótico, o paciente é encaminhado à laparotomia. Se não houve penetração na parede abdominal anterior, o ferimento é suturado e o paciente é liberado. Caso persistam dúvidas, deve-se investigar se há hemoperitônio (ultra-som/laparoscopia).
- Ferimento na parede abdominal anterior:
  - Exploração, lavado peritoneal diagnóstico, ultra-som para trauma (FAST – *Focused assessment with sonography for trauma*) ou exame físico.
- Ferimento em flanco e dorso:
  - Lavado peritoneal diagnóstico, exame físico seriado, tomografia computadorizada com duplo ou triplo contraste.

TRAUMATISMO ABDOMINAL POR ARMA BRANCA 59

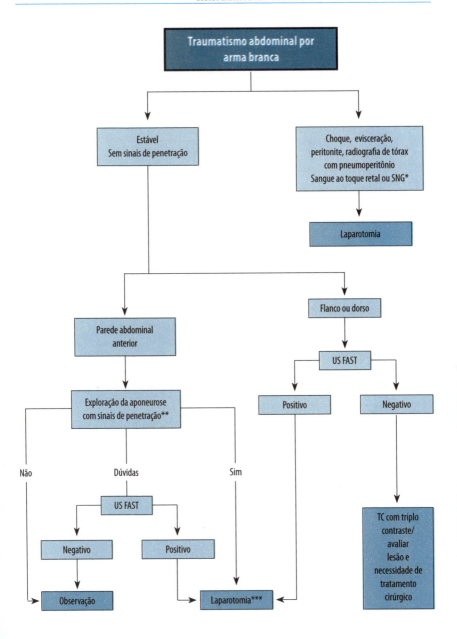

* Exceto em casos de sangramento orofaríngeo.
** Exploração com assepsia, anestesia e afastadores.
***Avaliar a utilização de videolaparoscopia (ver Capítulo 15).

Protocolo 13

Traumatismo Abdominal Fechado

"Ando devagar, mas nunca ando para trás."
Abraham Lincoln

INTRODUÇÃO

- O traumatismo abdominal contuso é desafiador por estar presente em 75% dos pacientes politraumatizados. O cirurgião que conhece os mecanismos de trauma faz mais diagnósticos de lesões ocultas e isto faz a diferença no atendimento a essas vítimas.

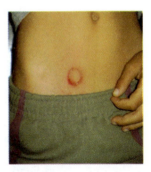

Tatuagem traumática de guidão de bicicleta no abdome.

DIAGNÓSTICO

- O exame físico do abdome em politraumatizados é falho em 30% a 50% dos pacientes conscientes e é impraticável nos inconscientes e/ou com traumatismo raquimedular. Comprometem o exame físico o uso de álcool ou outras drogas, o traumatismo cranioencefálico e o traumatismo raquimedular. Deve-se lançar mão de exames complementares para definição de dois pontos:
  - Excluir o abdome como principal causa de sangramento.
  - Provar que não existem lesões intra-abdominais de tratamento cirúrgico (víscera oca e pâncreas, principalmente).

- Para o segundo ponto, pode-se gastar de 12 a 24 horas para elucidação do problema, sem que haja piora na sobrevida, não devendo este tempo passar de 24 a 48 horas, devido ao aumento significativo de quadros de sepse abdominal e óbito.

EXAMES

- Para o diagnóstico dessas condições utiliza-se o lavado peritoneal diagnóstico (LPD), o ultra-som abdominal para trauma (FAST) e a tomografia computadorizada (TC).
  - O LPD será considerado positivo quando 10mL ou mais forem aspirados sem a necessidade de se lavar a cavidade, justificando a laparotomia, mesmo que esta não seja terapêutica. O exame microscópico do líquido obtido no lavado tem acurácia semelhante à da TC.
  - O FAST (*Focused assessment with sonography for trauma*) avalia e quantifica o líquido livre na cavidade abdominal (quadrantes superior direito e esquerdo, paracólico direito e esquerdo, pélvico e entre alças), cavidades pleurais e saco pericárdico.
    - O líquido é considerado significativo se a imagem registrar mais de 2mm, sendo quantificado em quadrantes: um (pequeno), dois (moderado) e três ou mais quadrantes (grande).
    - A presença de líquido em dois ou mais quadrantes é um indicador da necessidade de laparotomia.
  - A TC diminuiu o número de laparotomias não-terapêuticas devido às maiores sensibilidade e especificidade na avaliação da lesão.
    - Os indícios de lesão à TC que podem significar necessidade de laparotomia podem ser fortes (pneumoperitônio, extravasamento de contraste) ou fracos (líquido livre e entre alças não explicado por outra lesão abdominal, espessamento mesentérico e/ou de parede de alça intestinal).

ARMADILHAS

- O perigo está relacionado à presença de lesão de víscera maciça associada a lesão de víscera oca. O mecanismo de trauma auxilia a tomada de decisão.

- Não há correlação entre o grau da lesão da víscera maciça e a presença de lesão de víscera oca. A presença de hemoperitônio, sem a identificação de sua causa, sugere lesão de mesentério ou mesocólon, e o paciente deve ser operado.

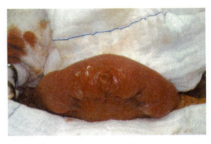

Lesão de intestino delgado por traumatismo abdominal contuso.

CONDUÇÃO DO PACIENTE

- As vítimas de traumatismo abdominal serão tratadas conforme os preceitos do ATLS®, e serão realizadas, preferencialmente, radiografia de tórax em posição ântero-posterior, pelve em posição ântero-posterior, FAST ou LPD como medidas auxiliares do exame primário.
- Irritação peritoneal e/ou choque não-responsivo com líquido livre na cavidade abdominal (FAST/LPD) contra-indicam o tratamento não-operatório, e os pacientes são conduzidos a laparotomia com incisão xifopúbica.
- A condução dos métodos diagnósticos fica na dependência da condição hemodinâmica do paciente, que será definida por parâmetros clínicos.

SITUAÇÕES ESPECIAIS

- **Pacientes com lesão pélvica associada:**
  - 1 – A incisão para realização do LPD deve ser supra-umbilical.
  - 2 – Se positivo, a laparotomia deve ser indicada.
  - 3 – A fratura pélvica deve ser imobilizada temporariamente pelo cirurgião até mesmo antes da avaliação ortopédica.
- **Pacientes com TCE associado:**
  - Pacientes com TCE, TRM ou intoxicação exógena que tenham FAST ou LPD positivos, ainda que estáveis, deverão ser encaminhados à laparotomia.

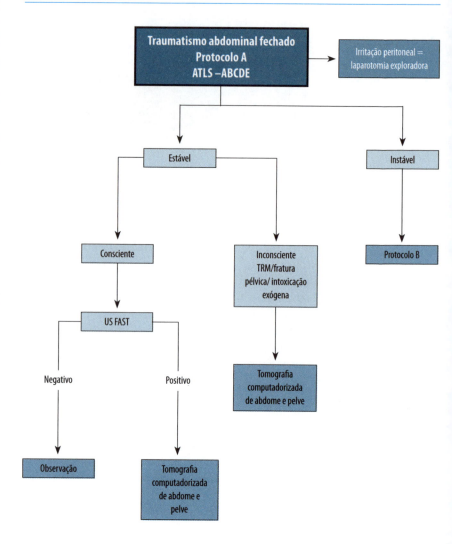

TRAUMATISMO ABDOMINAL FECHADO

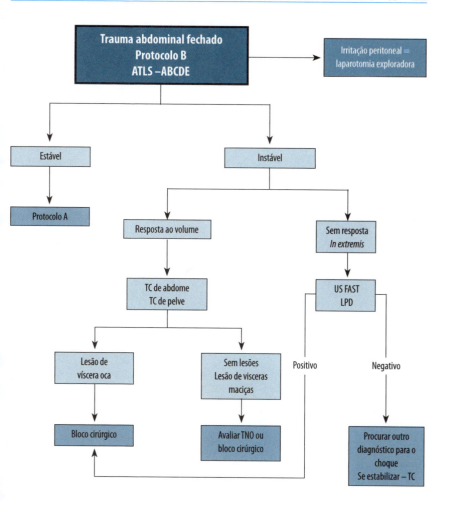

Protocolo 14

Lesão de Vias Biliares Extra-Hepáticas

"Sempre há uma alternativa."
Sr. Spock

INTRODUÇÃO

- A lesão da via biliar extra-hepática é provocada por contusão ou, mais freqüentemente, por traumatismo penetrante. As lesões por projétil de arma de fogo costumam ser mais graves se comparadas às lesões por arma branca. A incidência da lesão da via biliar extra-hepática representa de 1,5% a 3% das laparotomias por traumatismo. A vesícula é mais freqüentemente lesada que os canais. Em 10 anos de avaliação dessas lesões no Hospital João XXIII, foram constatadas 63 lesões da vesícula biliar e sete lesões ductais.

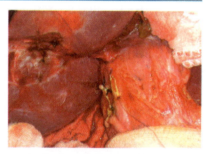

Lesão de via biliar extra-hepática.

- As lesões ductais, felizmente, são raras. Quando ocorrem, estão associadas, com freqüência, às lesões vasculares. Estas são responsáveis pela instabilidade no peroperatório, obrigando o cirurgião a realizar procedimentos mais rápidos e mais simples nas vias biliares.

TRATAMENTO

- A correção cirúrgica dessas lesões é difícil e marcada por controvérsias. O pequeno diâmetro dos ductos é um fator importante para o insucesso da correção da lesão. O cirurgião deve conhecer o grau da lesão (AIS 90) para estabelecer a conduta.
- As lesões da vesícula biliar são mais bem tratadas pela colecistectomia. O cirurgião deve lembrar que, para qualquer grau de lesão, a presença de sangue no interior da vesícula biliar pode causar colecistite aguda, decorrente da obstrução do ducto cístico pelo coágulo.
- Admite-se sutura da lesão da vesícula ou colecistostomia nos pacientes hemodinamicamente instáveis, mas o tratamento de escolha e definitivo para a lesão de vesícula é a colecistectomia.
- A lesão ductal é denominada simples quando menos de 50% da circunferência do canal está envolvida. Neste caso, a correção cirúrgica proporciona menor índice de complicações. Nas lesões ductais complexas há secção total do ducto ou perda de substância do canal, com lesão em mais de 50% de sua circunferência.
- No tratamento das lesões dos ductos hepáticos, o cirurgião deve levar em consideração os seguintes fatores:
  - 1 – Condição hemodinâmica do paciente.
  - 2 – Presença e gravidade das lesões associadas.
  - 3 – Localização e extensão da lesão ductal.
  - 4 – Diâmetro do canal.
  - 5 – Irrigação do colédoco.
- **Nos pacientes instáveis com lesão dos ductos hepáticos:**
  - Como já comentado, realiza-se sutura da lesão.
- **Nos pacientes estáveis com lesão dos ductos hepáticos:**
  - A lesão do ducto hepático direito ou esquerdo é mais bem tratada pela ligadura.
  - As lesões do hepático comum, quando simples, podem ser tratadas com sutura por meio de fio absorvível 5.0. A sutura deve ser protegida com dreno de Kehr (em T), exteriorizado por contra-abertura acima ou abaixo da lesão. Pode-se exteriorizar o dreno na lesão quando esta se encontra na parede anterior do canal.

- Nas lesões complexas do hepático comum, indica-se a hepatojejunostomia término-lateral. Um dreno de Silastic, fixado à parede do canal, deve ser usado para descomprimir a anastomose, e deve ser exteriorizado através da alça exclusa, como se fosse uma jejunostomia. A exteriorização do dreno através do fígado é mais trabalhosa, mas o resultado parece semelhante.

- A lesão do colédoco pode ser assim definida:
  - Quando simples, o tratamento consiste em sutura com posicionamento de dreno em T, exteriorizado por contra-abertura. Em caso de lesão na parede anterior do ducto, o dreno em T pode ser exteriorizado pela própria lesão.
  - Nas lesões complexas, a conduta mais utilizada é a coledocojejunostomia em Y de Roux. O emprego de dreno em T fica a critério do cirurgião. A descompressão da anastomose deve ser estimulada através de dreno de Silastic exteriorizado pela parede da alça.
  - Outra conduta consiste em proceder à ligadura do colédoco, seguida de colecistojejunostomia em Y de Roux ou colecistojejunostomia na continuidade da alça, lembrando de realizar enteroenteroanastomose no pé da alça (Braun) neste caso.
  - A colangiografia operatória é fundamental para definir a junção do ducto cístico, evitando sua inclusão na ligadura.
  - Na desvascularização duodenal com avulsão do colédoco, a conduta é a duodenopancreatectomia em um ou dois tempos.

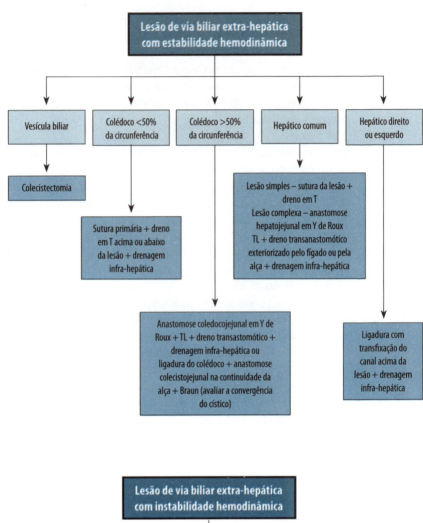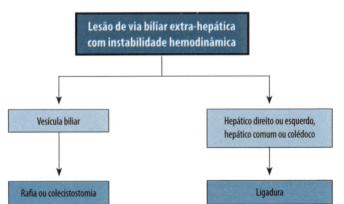

Protocolo 15

Videolaparoscopia no Traumatismo Abdominal

"Um bom mecanismo supera uma centena de bons planos."
Robert K. Cooper

A incorporação da videolaparoscopia no trauma aumentou o armamentário do cirurgião. Entretanto, a dificuldade no diagnóstico de lesões de intestino delgado, lesões de retroperitônio e de algumas lesões de vísceras maciças (em suas porções mais posteriores) limita o seu uso. Outro fator limitante é a presença de hemoperitônio volumoso.

GENERALIDADES

- Até 50% das lesões intra-abdominais podem ficar sem diagnóstico à videolaparoscopia, mas este índice cai quando os casos envolvem apenas as lesões penetrantes em região toracoabdominal esquerda.
- Apesar dos avanços nos exames de imagem para detecção de lesões do

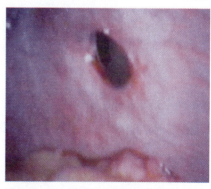

Visão laparoscópica de lesão diafragmática.

diafragma, a videolaparoscopia permanece como padrão-ouro para o seu diagnóstico.
- Após a confirmação de violação da cavidade pela videolaparoscopia, devem-se avaliar outras possíveis lesões além do diafragma e definir a estratégia para o tratamento (videolaparoscópica ou laparotômica).

Videolaparoscopia no traumatismo abdominal

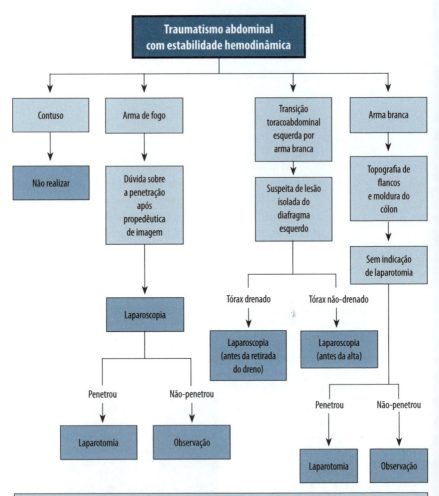

A videolaparoscopia no trauma, além de avaliar o teto da cavidade peritoneal (diafragma), tem especial indicação na suspeita de lesão intraperitoneal isolada do assoalho da cavidade (bexiga).

Protocolo 16

Traumatismo Abdominal na Gestante

*"O problema não é o problema. O problema
é a atitude em relação ao problema."*
Kelly Young

*Mulheres em idade fértil podem estar grávidas, e a
anamnese e os exames laboratoriais devem ajudar a
identificá-las. A gravidez altera não só a anatomia, mas
também a fisiologia e os padrões de trauma.*

TRAUMATISMO ABDOMINAL PENETRANTE

- Com lesão uterina, a conduta quanto à gravidez dependerá de:
  - Condições fetais.
  - Idade gestacional.
- Sem lesão uterina, a gestação não deve ser molestada. A exceção é o esvaziamento uterino imprescindível ao tratamento das lesões maternas.
- Tanto no traumatismo penetrante por arma de fogo como por arma branca, a conduta é a laparotomia.
- Com raras exceções, pode-se conduzir o traumatismo penetrante por arma branca conservadoramente.

TRAUMATISMO ABDOMINAL CONTUSO

- As contusões uterinas podem levar a lesões vasculares ovarianas, ruptura uterina, descolamento prematuro da placenta e transfusões feto-maternas.

73

- A abordagem inicial é a preconizada pelo ATLS.
- Nos casos em que o feto se encontra morto, pode-se aguardar a expulsão fetal espontânea.
- Quando o feto se encontra vivo, o tratamento é realizado de acordo com as condições do feto e a idade gestacional. Portanto, a ultra-sonografia pré-operatória é fundamental.
- Feto viável é aquele que pode viver fora do útero. Em nosso ambiente de urgência, é considerado aquele com mais de 34 semanas de gestação.
- No ambiente do CTI neonatal, o feto é considerado viável quando acima de 28 a 30 semanas de gestação.

TRATAMENTO

- A reposição volêmica deve ser realizada com a lembrança de que, por vezes, a mãe se encontra hemodinamicamente normal e já há sofrimento fetal.

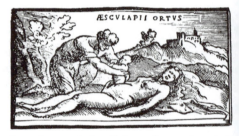

O nascimento de Esculápio: cesárea *post-mortem*.

- Sempre que possível, é recomendada a avaliação pelo obstetra.
- Alguns cuidados a serem tomados são: o transporte em decúbito lateral esquerdo ou o deslocamento do útero para a esquerda, avaliação da PVC (pressão venosa central) e manutenção da hipervolemia relativa, evitar o uso de vasopressores e realizar a monitoração cardiofetal.
- Apesar de poucas evidências na literatura, de modo geral a cesárea *post-mortem* é realizada até 5 minutos após o óbito materno.
- Nos casos de útero pequeno, incisa-se o útero no sentido longitudinal. Em úteros maiores, incisa-se no sentido transversal, o mais baixo possível.

TRAUMATISMO ABDOMINAL NA GESTANTE 75

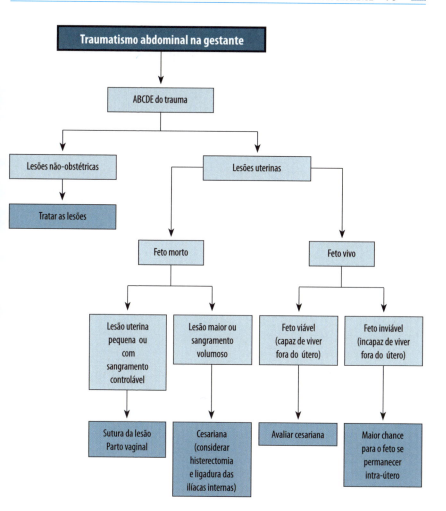

Protocolo 17

Cirurgia para Controle do Dano

> "Não estamos retrocedendo, estamos avançando em outra direção."
> **General Douglas MacArthur**

A cirurgia para controle de danos é realizada nos pacientes traumatizados que manifestam distúrbios fisiológicos graves, estabelecendo assim a prioridade de corrigi-los antes mesmo do reparo anatômico definitivo das lesões. Os procedimentos de controle do sangramento e da contaminação, seguidos de internação em ambiente de terapia intensiva para estabilização fisiológica e em seguida reoperação, constituem o tripé desse tipo de tratamento.

INDICAÇÕES

- O cirurgião experiente em trauma consegue identificar mais claramente os sinais e decidir sobre o controle de danos pouco depois do início da cirurgia. Idealmente, a cirurgia para controle do dano deve ser escolhida antes mesmo da incisão na pele do paciente. Para

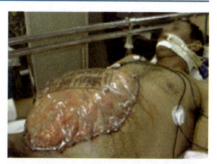

Laparostomia com fechamento alternativo após cirurgia para controle do dano.

isso devemos ter em mente o tipo de paciente que pode beneficiar-se do procedimento:

Situações prováveis para controle do dano

Traumatismo torácico	Traumatismo abdominal	Traumatismo pélvico	Traumatismo de extremidades
Penetrante com hipotensão (PAS<90mmHg)	Penetrante com hipotensão (PAS<90mmHg)	Fratura de pelve com hipotensão (PAS<90mmHg) e FAST positivo	Esmagamentos
Toracotomia de emergência	Contuso com hipotensão (PAS<90mmHg) e FAST positivo	Fratura de pelve com sangramento externo	PAF em região próxima à artéria femoral, em pelve

- O motivo de preocupação é o fato de o mecanismo de morte desses pacientes se relacionar com a falência metabólica durante o ato cirúrgico.

TRÍADE LETAL

- Hipotermia (temperatura esofágica <35ºC), acidose e coagulopatia são indicadores tardios da necessidade de controle do dano. A decisão de realizar o controle do dano deve anteceder as manifestações da tríade letal. Pacientes portadores de lesões complexas, mal perfundidos, não toleram grandes operações.

CIRURGIA PARA CONTROLE DO DANO   79

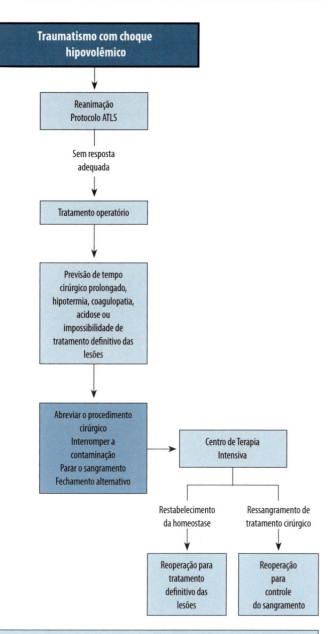

Hipotermia – temperatura < 35º C (esôfago).
Coagulopatia – sangramento em superfícies cruentas mucosas ou superfície de punções, alterações no coagulograma.
Acidose – déficit de bases > 15mMol/L, lactato > 2,5mg/dL.

Protocolo 18

Tratamento Não-Operatório da Lesão Hepática

"É possível ter que evitar uma batalha mais de uma vez para ganhá-la."
Margaret Thatcher

O tratamento não-operatório da lesão hepática pode ser a abordagem inicial em todos os pacientes com traumatismo fechado, sempre seguindo protocolos e critérios estabelecidos, como os descritos a seguir.

INTRODUÇÃO

- O principal objetivo do tratamento do traumatismo hepático é conseguir uma hemostasia satisfatória e segura. A revisão das grandes séries que abordam este tema mostra que, na maioria dos casos, as lesões hepáticas já haviam parado de sangrar durante o ato cirúrgico ou a hemostasia era conseguida com manobras cirúrgicas simples.

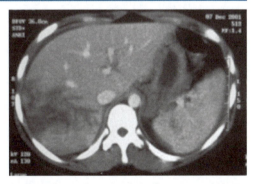

Tomografia computadorizada demonstrando lesão hepática grau III.

HISTÓRICO

- O tratamento não-operatório (TNO) de lesão hepática foi inicialmente descrito em casos selecionados (hematomas intra-hepáticos sem hemoperitônio diagnosticados com cintilografia) e em pacientes pediátricos (devido ao bom resultado do TNO no traumatismo esplênico). Com o advento da tomografia computadorizada (com aparelhos de resolução cada vez melhor), a quantidade de líquido livre e as características das lesões hepáticas puderam ser estudadas com detalhes e precisão cada vez mais confiáveis. A expansão do uso da arteriografia com embolização, da drenagem percutânea de coleções intra-abdominais guiada por exames de imagem e da colangiografia endoscópica retrógrada com posicionamento de *stents* fez com que as possíveis complicações da lesão hepática pudessem ser tratadas por meio de procedimentos minimamente invasivos. Esta abordagem da lesão hepática ganha mais credibilidade e confiabilidade ao longo do tempo, sendo sua indicação cada vez mais ampliada nos grandes centros de trauma.

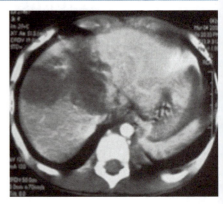

Tomografia computadorizada demonstrando lesão hepática grau IV.

RISCOS

- O grande risco do TNO do traumatismo hepático continua sendo a lesão despercebida de víscera oca. Os outros riscos questionados são: maior número de transfusões sanguíneas com o aumento da possibilidade de transmissão de doenças infecciosas, aumento da permanência hospitalar e em CTI e aumento da morbidade. A preocupação em se realizar o TNO em pacientes com TCE e TRM persiste. Há controvérsias em se fazer o TNO em pacientes com idade superior a 65 anos e naqueles que serão submetidos a anestesia para outros procedimentos extra-abdominais.

ESTADO ATUAL

- Atualmente, estão sendo pesquisados os achados tomográficos e/ou clínicos que possam prever a falha e a complicação do TNO. O único que se tem mostrado com valor positivo é o extravasamento de contraste na TC (*pooling contrast*). Ainda persistem algumas dúvidas não resolvidas e que necessitam maiores estudos para a definição da conduta mais segura.

CRITÉRIOS

- Os critérios essenciais para o TNO do traumatismo hepático são:
  - Estabilidade hemodinâmica.
  - Ausência de sinais de lesão de víscera oca ou pâncreas no exame clínico ou na TC.
  - Realização de TC (identifica e classifica a lesão hepática e estima o volume do hemoperitônio).
  - Sala de cirurgia e equipe cirúrgica disponível (24 horas) com experiência em cirurgia do trauma.
  - Local adequado para monitoração e observação clínica, com exames laboratoriais disponíveis.
  - Serviço de hemodinâmica e endoscopia digestiva de fácil acesso, com capacidade de realização de colangiopancreatografia endoscópica retrógrada (CPER).
- Para uniformizar e padronizar a conduta a ser seguida, é necessário seguir uma classificação da lesão hepática e do volume do hemoperitônio. A classificação da lesão mais usada, atualmente, é a proposta pela AAST (Associação Americana de Cirurgia do Trauma), enquanto a do hemoperitônio é a proposta por Federle (Federle MP, Jeffrey RB. Hemoperitoneum studied by computed tomography. *Radiology* 1983; 148:187-92).

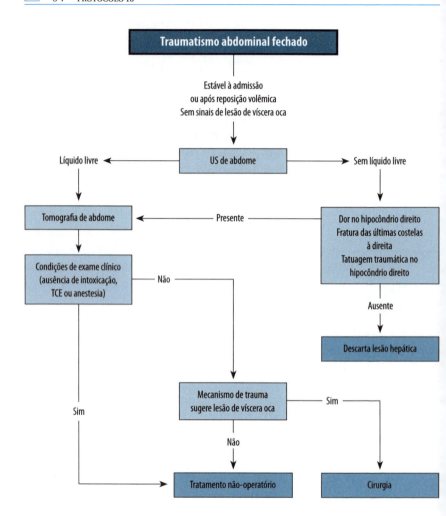

TRATAMENTO NÃO-OPERATÓRIO DA LESÃO HEPÁTICA 85

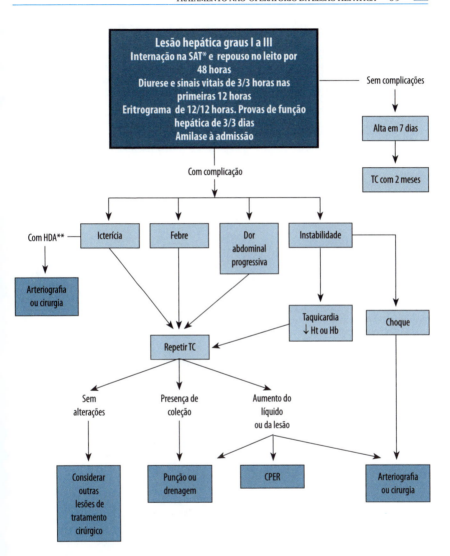

*SAT – Sala de apoio ao traumatizado.
**HDA – Hemorragia digestiva alta.

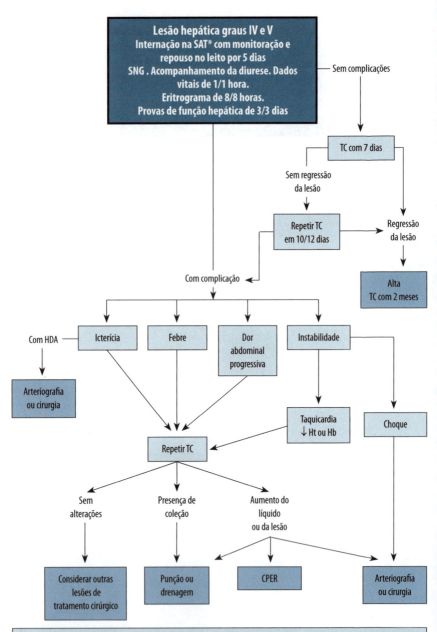

Protocolo 19

Tratamento Não-operatório da Lesão Esplênica

"Todas as coisas são difíceis antes de se tornarem fáceis."
Thomas Fuller

O tratamento não-operatório da lesão esplênica está bem estabelecido na literatura médica, devendo ser empregado, sempre que possível, em hospitais devidamente preparados para esse tipo de terapia.

INTRODUÇÃO

- O enfoque do tratamento das lesões esplênicas mudou no último século, desde o tratamento clínico (por falta de opções), passando pela esplenectomia, iniciada na década de 1930, com redução da mortalidade. Após as demonstrações da importância do baço e da instituição da cirurgia conservadora esplênica, com os trabalhos de Campos

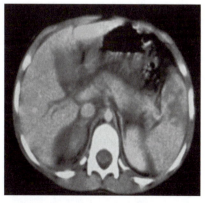

Tomografia computadorizada demonstrando lesão esplênica grau III.

Christo (1962), o tratamento não-operatório da lesão esplênica progressivamente se tornou uma possibilidade.

CONDIÇÕES PARA REALIZAÇÃO

- Para se realizar o tratamento não-operatório (TNO) da lesão esplênica são necessárias algumas condições essenciais:
  - Protocolo bem fundamentado.
  - Local adequado para observação e monitoração do paciente (Sala de Apoio ao Traumatizado [SAT], ambiente utilizado no HPSJ XXIII para o tratamento desses pacientes – Apêndice 9).
  - Cirurgião de trauma experiente de plantão.
  - Bloco cirúrgico disponível 24 horas.
  - Exames de imagem e laboratoriais em tempo integral.
  - Serviço de hemodinâmica de fácil acesso.

PACIENTES CANDIDATOS

- São candidatos os pacientes vítimas de traumatismo esplênico contuso (com líquido livre ou baço heterogêneo ao exame ultra-sonográfico), que estejam estáveis à admissão ou após reposição volêmica, e que não tenham sinais de irritação peritoneal.
- Após a realização de tomografia computadorizada (TC) e classificação da lesão, o paciente é inserido no protocolo de tratamento não-operatório, como descrito no fluxograma adiante.
- No TNO, o paciente é encaminhado à SAT, onde permanece em jejum e repouso por 24-48 horas, com realização de exame físico seriado (de hora em hora nas primeiras 12 horas). Também são solicitados exames de hemoglobina e hematócrito a cada 12 horas. Se o paciente se mantém estável por 5 a 7 dias, recebe alta com orientação para retorno ambulatorial.
- Se o paciente apresentar queda persistente de hematócrito e hemoglobina, ou desenvolver sinais de irritação peritoneal ou instabilidade hemodinâmica, deverá ser submetido à laparotomia.

FALHA NO TRATAMENTO

- Considera-se haver falha no tratamento nas seguintes condições:
  - Nova instabilidade hemodinâmica causada pela lesão.

- Irritação peritoneal.
- TC com novo sangramento + instabilidade hemodinâmica.
- Ruptura de hematoma subcapsular + comprometimento hemodinâmico.

RETORNO ÀS ATIVIDADES FÍSICAS

- O retorno às atividades físicas é estabelecido de acordo com o grau da lesão:
  - Grau I: 3 semanas.
  - Grau II: 4 semanas.
  - Grau III: 5 semanas.
  - Grau IV: 6 semanas.

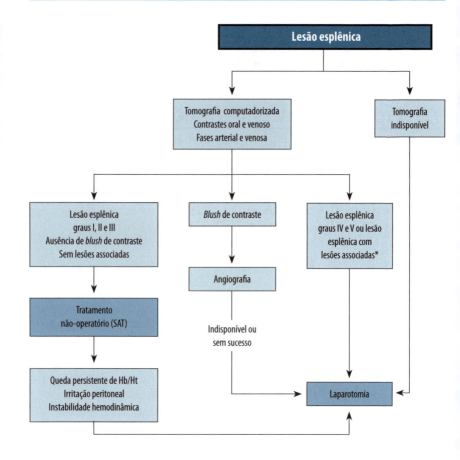

*Exceto lesão renal sem extravasamento de contraste, lesão hepática graus I e II e lesão de bexiga extraperitoneal

TRATAMENTO NÃO-OPERATÓRIO DA LESÃO ESPLÊNICA 91

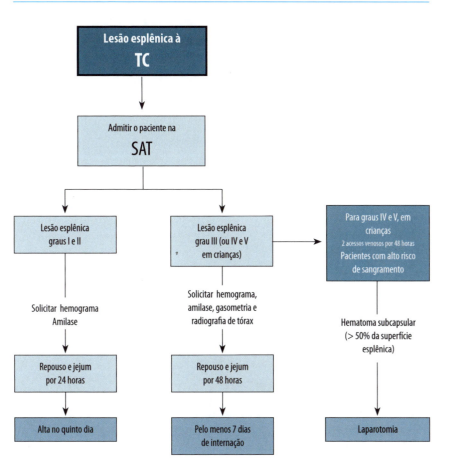

Protocolo 20

Manejo da Síndrome de Compartimento

"A medicina é a arte do momento certo."
Ovídio

Síndrome do compartimento abdominal (SCA) é a condição na qual ocorre um aumento da pressão intra-abdominal (PIA), afetando adversamente a fisiologia e perturbando a homeostase do paciente.

GENERALIDADES

- A síndrome caracteriza-se pelo acometimento multissistêmico. Pode-se citar seus efeitos adversos sobre:
  - **Intestinos** – O aumento da PIA é responsável pelo comprometimento vascular e linfático. Inicialmente, a rede venosa é acometida, com estase e edema intersticial. Há diminuição da perfusão in-

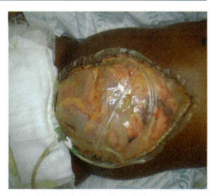

Laparostomia com fechamento alternativo para manejo da síndrome de compartimento.

testinal, e o aumento da pressão pode afetar diretamente as artérias. Pode haver translocação bacteriana, necrose, manutenção de síndrome da resposta inflamatória sistêmica (SIRS) e piora da hipertensão abdominal.

– **Fígado** – Acredita-se que haja diminuição do débito portal inicialmente e arterial com a progressão do quadro. Uma PIA de 20mmHg pode resultar em diminuição de até 70% do débito portal e 30% do débito arterial. Isso pode afetar adversamente a função hepática.

– **Rins** – Há compressão do parênquima e da vasculatura renal com diminuição do fluxo sanguíneo renal. Instalam-se edema e congestão do parênquima, diminuição na taxa de filtração glomerular e conseqüente oligúria/anúria. A oligúria costuma ser um dos primeiros sinais visíveis na SCA.

– **Sistema cardiovascular** – Redução do retorno venoso (compressão da veia cava), aumento da resistência vascular periférica, diminuição da complacência das câmaras cardíacas, aumento do trabalho cardíaco e perfusão tecidual diminuída, podendo chegar à insuficiência cardíaca.

– **Sistema respiratório** – Elevação das cúpulas diafragmáticas, diminuição da complacência pulmonar, aumento da pressão intratorácica (piorando também o quadro cardiovascular), levando a hipoxia, hipercarbia, atelectasia, barotrauma, elevação das pressões de pico e redução do volume tidal. Pode haver ainda liberação de citocinas e hiper-responsividade auto-imune.

– **Sistema neurológico** – Aumento na pressão da veia cava superior com redução do retorno venoso cerebral, aumento da pressão intracraniana e todas as suas conseqüências, como diminuição da perfusão cerebral, edema e hipoxia.

• As mudanças fisiológicas associadas ao aumento da **PIA** só receberam a devida atenção com o renascimento do "empacotamento do fígado" nos anos 1980 e quando da popularização do "controle do dano" (*damage control*) nos anos mais recentes.

FATORES DE RISCO PARA HIPERTENSÃO ABDOMINAL (HIA)

• A síndrome é comumente vista após traumatismo abdominal, numa incidência de 10% a 15%, se medidas preventivas não são tomadas, particularmente nos sangramentos não-cirúrgicos (coagulopatias) e nas hemorragias do pós-operatório.

MANEJO DA SÍNDROME DE COMPARTIMENTO **95**

Cirurgia abdominal recente, sepse, falência de órgãos, necessidade de ventilação mecânica e mudanças de posição têm sido associadas à HIA. Outros fatores de risco são listados abaixo:

- Acidose (pH<7,2)
- Hipotermia (<33ºC)
- Politransfusão (> 10 unidades de concentração de hemácias em 24 horas)
- Coagulopatia (plaquetas < 55.000/mm³, ou PTTa ≥ 2x o normal, ou RNI ≥ 1,5)
- Sepse
- Bacteremia
- Infecção/abscesso intra-abdominal
- Peritonite
- Disfunção hepática/cirrose com ascite
- Ventilação mecânica
- PEEP ou auto-PEEP
- Pneumonia
- Cirurgia abdominal, especialmente com fechamento tenso das fáscias

- Gastroparesia / distensão gástrica / íleo
- Volvo
- Hemoperitônio/pneumoperitônio
- Traumatismo grave
- Queimadura grave
- IMC > 30
- Tumores intra-abdominais ou retroperitoneais
- Posição pronada
- Reparo de hérnia incisional
- Pancreatite aguda
- Distensão abdominal
- Cirurgia para controle do dano
- Laparoscopia com insuflação de CO_2 excessiva
- Diálise peritoneal
- Ressuscitação volêmica maciça (> 5L de colóide ou cristalóide em 24 horas)

DEFINIÇÕES

- A Sociedade Mundial da Síndrome do Compartimento Abdominal lançou em 2004, após seu segundo congresso, um documento com algumas definições acerca da síndrome:
- **1ª Definição:** a pressão intra-abdominal é a pressão homogênea de toda a cavidade abdominal.
  - O abdome pode ser considerado um compartimento fechado, e seus limites podem ser rígidos (arcos costais, coluna vertebral, pelve) ou flexíveis (diafragma e parede abdominal).
  - Seu conteúdo é não-compressivo e primariamente fluido; assim, segundo a lei de Pascal, a pressão medida em um ponto do abdome representa a pressão de todo o abdome.
  - A PIA aumenta com a inspiração (contração diafragmática) e diminui com a expiração (relaxamento diafragmático). A pressão também se relaciona com o volume dos órgãos sólidos e das vísceras ocas (que podem ser preenchidas por

ar, líquidos ou conteúdo fecal), presença de ascite, coleções, tumores, útero gravídico etc. Além disso, lesões que limitam a expansão, como escaras após queimaduras, podem influenciar a PIA.

- **2ª Definição:** PPA = PAM – PIA (> 60mmHg)*
  - Em analogia com o cálculo da pressão de perfusão cerebral, que é medida com os valores da pressão arterial média e da pressão intracraniana, a PPA pode ser calculada subtraindo-se o valor da PIA do valor da PAM. Há demonstração de melhora na sobrevida quando se consegue manter a PPA acima de 60mmHg.
- **3ª Definição:** GFR = PFG – PTP = PAM – 2×PIA**
  - A perfusão renal inadequada e o gradiente de filtração renal são propostos como os causadores da falência renal na HIA/SCA. O gradiente de filtração renal é a força mecânica sobre o glomérulo e é igual à diferença entre a pressão de filtração glomerular e a pressão tubular proximal. Na presença de HIA, a PTP pode ser considerada igual à PIA e a PFG pode ser estimada como PAM – PIA. Oligúria é um dos primeiros sinais visíveis da HIA.
- **4ª Definição:** a PIA deve ser expressa em mmHg e medida no final de expiração na posição supina, depois de certificar-se de que não há contração da musculatura abdominal e com o transdutor zerado no nível da linha axilar média.
- **5ª Definição:** o método de referência para a medida da PIA será através da bexiga, com a instilação máxima de 25mL de solução salina estéril.
  - Recomenda-se a utilização de uniformidade nas medidas, considerando que as diferenças entre medição por meio de transdutores eletrônicos e manômetros de água podem causar confusão e dificuldades comparativas (1mmHg =1,36cm H_2O). Outra questão é a definição do ponto zero de referência do abdome. Estudos mostram variação das medidas

---

*Pressão de Perfusão Abdominal (PPA) = Pressão Arterial Média (PAM) – Pressão Intra-abdominal (PIA).

**Gradiente de Filtração Renal (GFR) = Pressão de Filtração Glomerular (PFG) – Pressão Tubular Proximal (PTP) = Pressão Arterial Média (PAM) – 2 × Pressão Intra-abdominal (PIA).

em partes diferentes do abdome do mesmo paciente (por exemplo, a partir da sínfise púbica ou da linha axilar média). Diferenças de posição e presença de contração abdominal ou do músculo detrusor da bexiga também causam variações dos resultados.

- Quanto à instilação de soro, acredita-se que volumes maiores que 25mL possam superestimar o valor da PIA.

- **6ª Definição:** o valor normal da PIA está entre 5 e 7mmHg em adultos gravemente enfermos.
  - No paciente hígido, a pressão pode variar de subatmosférica a 0mmHg.
  - Algumas condições, como gravidez e obesidade, podem elevar a PIA de maneira crônica. Por outro lado, a PIA de crianças costuma ser mais baixa. A PIA de pacientes enfermos costuma estar elevada em relação ao indivíduo hígido.

- **7ª Definição:** HIA é definida como elevação mantida ou repetida na PIA ≥ 12mmHg.
  - Assunto de muito debate, a definição da **HIA** tem considerado o valor de 12mmHg pelos efeitos deletérios cardíacos, renais e intestinais já demonstrados nessa faixa.

- **8ª Definição:** sistema de graduação:
  - Grau I: PIA 12 a 15mmHg.
  - Grau II: PIA 16 a 20mmHg.
  - Grau III: PIA 21 a 25mmHg.
  - Grau IV : PIA > 25mmHg.

- **9ª Definição:** SCA é definida como PIA > 20mmHg, que é associada com disfunção/falência orgânica inexistente previamente.
  - Ao contrário da HIA, a SCA não deve ser graduada, mas considerada como uma emergência médico-cirúrgica pela necessidade imediata de descompressão.

- **10ª Definição:** SCA primária é uma condição associada com lesão ou doença na região abdominopélvica que freqüentemente exige abordagem cirúrgica precoce ou intervenção radiológica.

- **11ª Definição:** SCA secundária refere-se a condições que não se originam na região abdominopélvica.

- **12ª Definição:** SCA recorrente refere-se à condição em que a síndrome reaparece após tratamento cirúrgico ou clínico de SCA primária ou secundária.

CONSIDERAÇÕES FINAIS

- Atualmente, as publicações fazem referência à "bolsa de Bogotá" para o fechamento alternativo. Ela foi descrita inicialmente por Londoni, quando era residente-chefe em Bogotá, na Colômbia. Tem a vantagem de ser encontrada facilmente (há soluções – fisiológica e glicosada – que são embaladas com este material), e seu custo é praticamente nenhum.
- O objetivo é manter as bordas da incisão abdominal afastadas o suficiente para acomodar as vísceras confortavelmente.
- Deve-se posicionar primeiro um grande plástico (como se fosse o omento maior sobre as alças), sem fixação. Sobre o plástico, uma sonda nasogástrica 16-18, multiperfurada, servirá como dreno para aspiração contínua da ascite que, pelo derramamento contínuo no leito do paciente, constituirá um fator de manutenção da hipotermia. Para que este artifício funcione adequadamente, faz-se em seguida a fixação do segundo plástico à aponeurose. Esta fixação deve ser feita com sutura contínua de náilon monofilamentar 2-0. Esta sutura deve ser hermética para não permitir herniação e para favorecer a eficácia da aspiração.
- O pós-operatório desses pacientes deve ser feito em ambiente de terapia intensiva até a sua estabilização.
- O último tratamento ao qual o paciente é submetido é o fechamento definitivo do abdome, com retirada da "bolsa de Bogotá".

MANEJO DA SÍNDROME DE COMPARTIMENTO 99

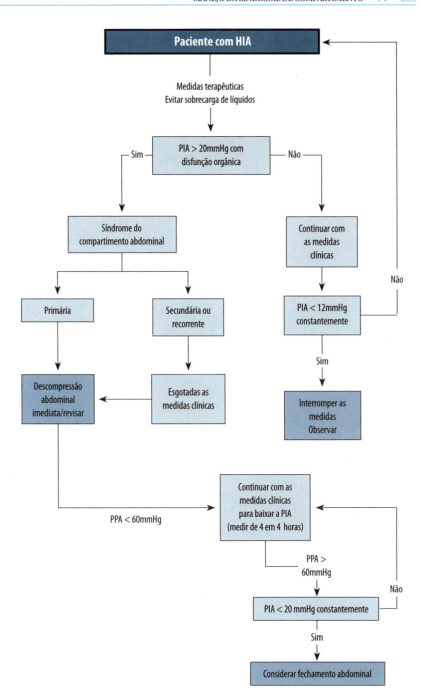

Protocolo 21

Traumatismo Renal

"Raramente alguém se apresenta com uma lesão renal que necessite imediatamente de tratamento com o uso do bisturi."
Dr. A. Swersie – Experiences and lessons of emergency urological surgery in war – 1941

INCIDÊNCIA E MECANISMOS DE TRAUMA

- **Traumatismo contuso:** responsável por 90% dos casos (31% a 97%), decorre, principalmente, de situações em que há rápida desaceleração (acidentes automobilísticos e queda de altura).
- **Traumatismo penetrante:** ocorre em 10% dos casos (4,6% a 18,4%). Apesar da menor incidência de lesão renal, se comparado com o traumatismo contuso, as lesões têm maior probabilidade de serem mais graves.

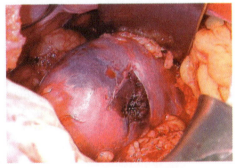

Lesão renal por arma de fogo.

SINAIS E SINTOMAS

- Equimose no flanco.
- Fratura de arcos costais inferiores ou processo transverso da coluna lombar.

- Massa palpável em flanco.
- Lesão penetrante em flanco, hipocôndrio e região lombar.
- Hematúria.

DIAGNÓSTICO

- Exames laboratoriais:
  - Urina rotina: a hematúria é um indicador de lesão do trato urinário. Não há correlação entre a intensidade de hematúria e o grau da lesão renal.
- Exames de imagem:
  - As indicações de exames de imagem na urgência são: hematúria macroscópica, hematúria microscópica associada à hipotensão (PAS < 90mmHg), traumatismo penetrante, crianças (independente do grau de hematúria) e lesões associadas a traumatismo renal (baço, fígado, arcos costais inferiores, processo transverso da coluna lombar).
  - A tomografia computadorizada (TC) com contraste iodado endovenoso é o exame de escolha para diagnóstico e estadiamento da lesão renal, além de avaliar lesões associadas de vísceras maciças. Deve ser realizada somente em pacientes estáveis.
  - Urografia excretora (UE): deve-se destacar a UE *one-shot*, que pode ser obtida na sala cirúrgica, mesmo durante a laparotomia. Pode ser utilizada em pacientes instáveis.
  - Ultra-sonografia (US): apresenta menor acurácia, se comparada à TC, principalmente nas lesões de menor grau.
  - Arteriografia: poderá ser utilizada quando houver dúvida quanto à presença de lesão arterial pela TC.

ABORDAGEM CIRÚRGICA (EXPLORAÇÃO DA LOJA RENAL)

- **Indicações absolutas:**
  - Instabilidade do paciente decorrente do sangramento renal persistente.
  - Presença de hematoma perirrenal pulsátil ou em expansão.
- **Indicações relativas:**
  - Extravasamento de urina e presença de tecido renal desvitalizado.

- Lesão de artéria renal com menos de 6 horas de trauma.
- Estadiamento incompleto.
- Traumatismo penetrante.
- **Técnicas cirúrgicas:**
  - Nefrectomia total: instabilidade do paciente com rim contralateral normal; lesão renal extensa com ameaça da vida na tentativa de correção.
  - Nefrectomia parcial.
  - Nefrorrafia.

ABORDAGEM CONSERVADORA

- **Traumatismo contuso:** mesmo nos pacientes portadores de lesão renal com maior grau (4 e 5), a abordagem inicial com repouso e hidratação deve ser instituída, desde que os pacientes permaneçam estáveis hemodinamicamente.
- **Traumatismo penetrante:** a princípio, esses pacientes devem ser abordados cirurgicamente, mesmo aqueles estáveis hemodinamicamente.

COMPLICAÇÕES

- As complicações mais comuns são: extravasamento de urina, sangramento tardio, abscesso perinefrético, hipertensão renovascular e coleção perirrenal.

ACOMPANHAMENTO

- Durante a internação, os pacientes devem ser acompanhados com hematócrito seriado e monitoração da pressão arterial. As lesões renais graus 1, 2 e 3 não necessitam controle tomográfico. No entanto, nas lesões graus 4 e 5, a TC deve ser repetida 36 a 72 horas após o trauma.

PROTOCOLO 21

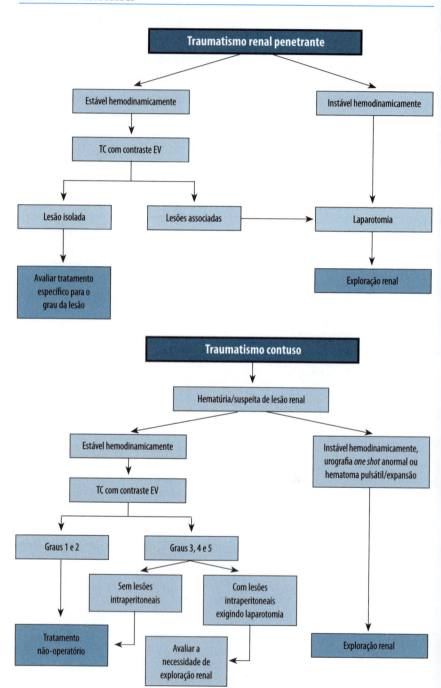

Protocolo 22

Traumatismo Ureteral

"Não pratique até acertar, pratique até não conseguir errar."
Anônimo

INCIDÊNCIA E MECANISMO DE TRAUMA

- O traumatismo ureteral é relativamente raro, correspondendo a apenas 1% das lesões do trato urinário. Com exceção da iatrogenia, que é a causa mais comum de lesão ureteral, a maioria das lesões é causada por traumatismo penetrante.

DIAGNÓSTICO

- A chave do sucesso no tratamento das lesões ureterais é o alto índice de suspeição para o diagnóstico precoce. O diagnóstico tardio é o principal responsável pela morbimortalidade. A hematúria não é um dado confiável no traumatismo ureteral, podendo estar ausente em até 50% dos casos.

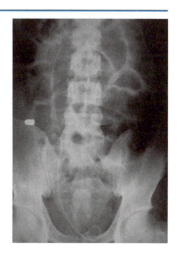

Traumatismo ureteral à direita, por arma de fogo, após tratamento e colocação de cateter duplo J.

- Tanto a TC de abdome/pelve com contraste venoso como a urografia excretora *one shot* durante a laparotomia evidenciam extravasamento de contraste ureteral, principalmente nas primeiras 24 a 36 horas após o trauma. Após esse período, obstrução e ectasia ureterais podem ser os achados. Se estes dois exames forem normais e ainda assim persistir a suspeita de lesão ureteral, pode-se realizar uma pielografia retrógrada. A inspeção direta do ureter durante a laparotomia exploradora possibilita o diagnóstico da lesão ureteral em até 80% dos casos.

ABORDAGEM

- A conduta frente à lesão ureteral depende da natureza, da extensão e da localização da lesão, das condições do paciente e do momento em que o diagnóstico é feito.
- Com relação à localização e à extensão da lesão, pode-se realizar:
  - **Ureter proximal:** ureteroureteroanastomose, transureteroureteroanastomose, ureterocalicoanastomose.
  - **Ureter médio:** ureteroureteroanastomose, transureteroureteroanastomose, Boari (reconstrução ureteral com retalho de bexiga).
  - **Ureter distal:** reimplante ureteral com ou sem bexiga psóica.
  - **Perda completa do ureter:** nefrostomia + ligadura do coto ureteral, interposição de íleo (tratamento tardio), autotransplante (tratamento tardio).
- Nos pacientes com diagnóstico tardio está indicada drenagem e/ou derivação urinária (nefrostomia e/ou cateter duplo J). Para controle do dano é recomendada a realização de ligadura do ureter no local da lesão.
- Devem ser obedecidos os seguintes princípios para o reparo ureteral:
  - Desbridamento dos cotos ureterais, especialmente nas lesões por arma de fogo.
  - Espatulação do ureter.
  - Colocação de cateter ureteral.
  - Anastomose sem tensão, hermética, com fio absorvível.
  - Posicionamento de dreno próximo à lesão.
  - Isolamento da lesão com peritônio ou omento, diminuindo o risco de fibrose e aumentando a vascularização da região.
  - Evitar excesso de mobilização e desvascularização do ureter.

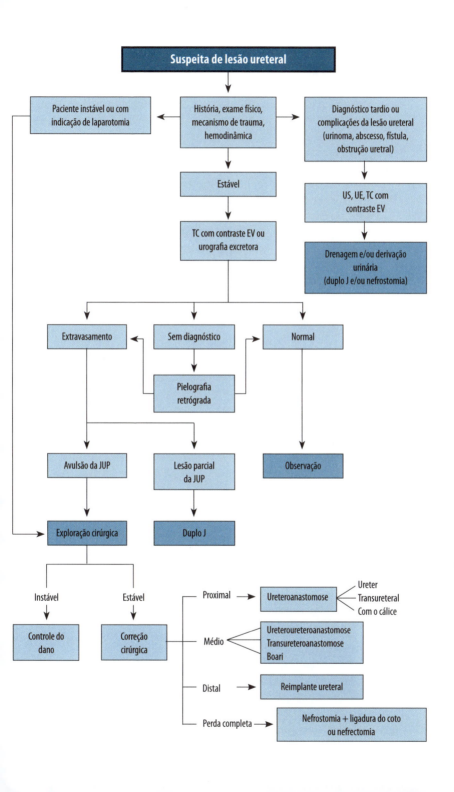

Protocolo 23

Traumatismo de Uretra Posterior

"Em qualquer batalha, não costumam trazer a vitória o número de soldados e a coragem instintiva, mas a arte e o treinamento."
Vegécio

INCIDÊNCIA E MECANISMO DE TRAUMA

- Apesar de incomum, a lesão uretral pode ocasionar grande morbidade (estenose uretral, incontinência urinária e disfunção erétil). As seqüelas podem resultar tanto do próprio traumatismo como da abordagem inicial inadequada dessa lesão.
- O traumatismo de uretra posterior está quase sempre associado à fratura pélvica. No entanto, somente 4% a 14% das fraturas pélvicas estão associadas à lesão de uretra posterior. A lesão vesical concomitante ocorre em 10% a 17% dos casos. As causas mais comuns são acidentes automobilísticos e as quedas de altura.

DIAGNÓSTICO

- O paciente típico com lesão de uretra posterior é aquele vítima de acidente automobilístico ou queda de altura que apresenta a tríade: presença de sangue no meato uretral e/ou uretrorragia, inabilidade para urinar e repleção vesical (sensibilidade <50%). No exame físico devem ser avaliados, também, hematúria macroscópica, hematoma perineal, presença de fratura e instabi-

lidade pélvicas. O toque retal é importante para avaliação de lesão retal associada e para avaliação da posição da próstata.
- O paciente com suspeita de lesão uretral deve ser submetido à uretrografia retrógrada (UR), que é o exame padrão-ouro no diagnóstico

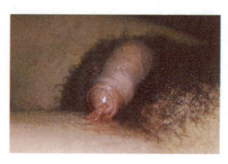

Uretrorragia em paciente com lesão de uretra.

desta lesão. A técnica consiste em: (1) radiografia simples da pelve em AP; (2) colocação do paciente em posição oblíqua direita ou esquerda na mesa de exame; (3) adaptação do bico de seringa ou colocação de sonda vesical de demora (SVD) fina com insuflação do balonete na fossa navicular com 2 a 3mL de SF; (4) injeção de 20mL de solução de contraste iodado e SF (diluído em até 5:1) na uretra com o pênis tracionado lateralmente; (5) radiografia da pelve em oblíqua no final da injeção do contraste. Caso o paciente não possa ser mobilizado, o exame poderá ser realizado em AP com tração lateral do pênis.
- Além do diagnóstico de lesão uretral, a UR também é capaz de classificá-la como estiramento, ruptura parcial ou ruptura completa.

ABORDAGEM E CONTROLE DA LESÃO

- Há três tipos de abordagem da lesão de uretra posterior:
  - **Sutura primária:** apresenta os menores índices de estenose uretral (49%), mas deve ser proscrita, pois apresenta os maiores índices de incontinência urinária (21%) e disfunção erétil (56%).
  - **Realinhamento primário com SVD:** pode ser realizado por via aberta, endoscópica ou radioscópica. Apresenta índice de estenose uretral equivalente ao da sutura primária (53%), porém a taxa de disfunção erétil ainda é alta (36%). O índice de incontinência é de 5%. Pode ser feita uma única tentativa de realinhamento uretral com sondagem vesical por profissional experiente, pois o sucesso do realinhamento implica-

rá diminuição da taxa de estenose em relação à cistostomia suprapúbica.
- **Cistostomia suprapúbica:** atualmente, é o tratamento de escolha. Apresenta as menores taxas de incontinência (4%) e disfunção erétil (18%), porém cursa com o maior índice de estenose de uretra (97%). A correção cirúrgica da estenose é realizada de 6 a 12 meses após o trauma.
- O controle da lesão com uretrografia retrógrada deve ser realizado de 3 a 6 semanas após a abordagem inicial. Nos pacientes com SVD (realinhamento primário), a técnica de UR pode ser realizada perissonda.

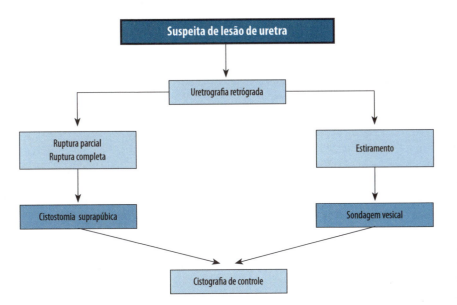

Protocolo 24

Traumatismo Pélvico

"Eu errei mais de nove mil arremessos em minha carreira. Eu perdi quase trezentos jogos. Vinte e seis vezes confiaram a mim o arremesso da vitória e eu errei. Eu errei e errei repetidas vezes em minha carreira. Foi por isso que eu dei certo."
Michael Jordan

As fraturas de pelve são decorrentes de traumatismo de grande magnitude. A presença de lesões associadas é uma constante.

INTRODUÇÃO

- Os pacientes com traumatismo pélvico apresentavam taxa de mortalidade próxima de 80% até o começo do século XX, porém, com o advento de novas medidas de suporte intensivo e controle da hemorragia, a mortalidade hoje varia de 6% a 10% em muitas séries.

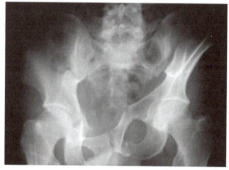
Radiografia de pelve demonstrando fratura pélvica complexa.

- O traumatismo pélvico é um grande desafio para os cirurgiões, tornando necessária uma abordagem multidisciplinar e seqüenciada.

- A hemorragia é a principal e mais grave complicação. Vários dispositivos foram idealizados para controle do sangramento:
  - Dispositivo pneumático – PASG.
  - Fixação externa temporária – faixa.
  - Fixação externa cirúrgica – com hastes.
  - Fixação interna definitiva.
  - Tamponamento interno por laparotomia.
  - Arteriografia e embolização.

DIAGNÓSTICO

- O diagnóstico deve ser feito, inicialmente, pela premissa da existência da fratura do anel pélvico, baseando-se no mecanismo de trauma e nos exames físico e de imagens (radiografia simples e tomografia computadorizada da pelve). Presença de dor, crepitação, hematoma e deformidade da pelve deve ser considerada como sinal de fratura. A inspeção do períneo e o toque retal, associados ao toque vaginal nas mulheres, são mandatórios para exclusão de lesões associadas de uretra, reto e ânus, genitálias externa e interna e assoalho pélvico.

TRATAMENTO

- O atendimento inicial ao paciente com fratura de pelve deve ser baseado nos protocolos do ATLS. Deve-se valorizar o potencial de sangramento das fraturas de pelve, e medidas para controle devem ser iniciadas precocemente.
- Atualmente, o papel da hemodinâmica vem crescendo no controle do sangramento pélvico, e ela é considerada o tratamento padrão-ouro nos casos em que há suspeita de lesão arterial.

TRAUMATISMO PÉLVICO 115

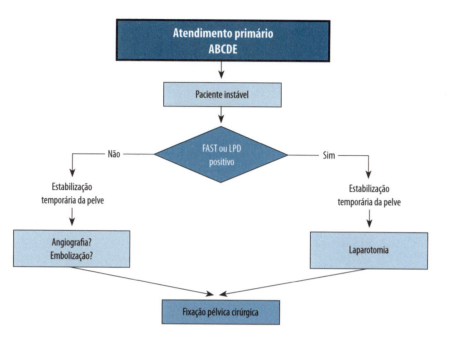

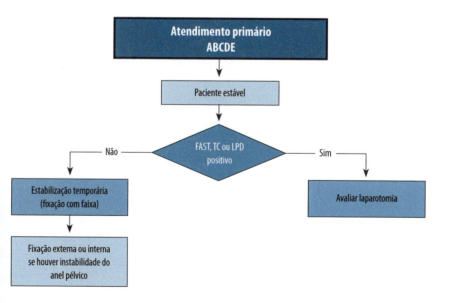

Protocolo 25

Manejo das Lesões de Cólon e Reto

"Se quiser ter uma boa idéia, tenha uma porção de idéias."
Thomas Edison

O cólon é freqüentemente lesado no traumatismo penetrante, o que é raro no traumatismo contuso. Seu tratamento ainda é motivo de discussões, e não há consenso quanto à abordagem de todas as possíveis lesões.

DIAGNÓSTICO

- Muitas vezes, a lesão de cólon é diagnosticada em laparotomia exploradora após traumatismo abdominal penetrante. Em radiografias de tórax com presença de pneumoperitônio, deve-se considerar a possibilidade de lesão de cólon. Em casos de toque retal com presença de sangue em dedo de luva, deve-se levantar a suspeita de

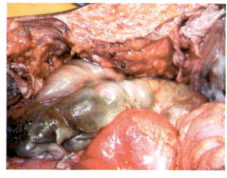
Lesão de cólon grau V, por trauma abdominal contuso.

117

lesão de reto ou cólon. Em casos de dúvida de penetração (por exemplo, lesões tangenciais), pode-se lançar mão de tomografia com triplo contraste, utilizando contraste hidrossolúvel.

TRATAMENTO

- Embora existam basicamente três maneiras de reparar as lesões colônicas (sutura primária, colostomia na lesão ou rafia primária com colostomia proximal), é na escolha do método que residem as controvérsias.
- As indicações para a realização de colostomia à Hartmann são: lesão complexa de reto, lesão complexa colorretal e reoperações por fístula à esquerda.

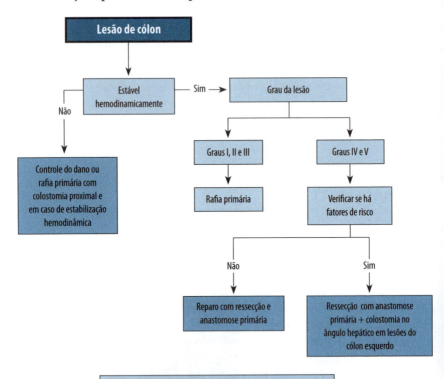

MANEJO DAS LESÕES DE CÓLON E RETO

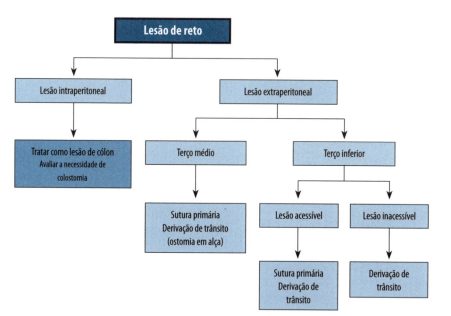

Em lesões de reto extraperitoneal, realizar sigmoidostomia em alça.

Fazer lavagem do coto distal, após posicionamento de anuscópio, todas as vezes em que for realizada colostomia no tratamento das lesões.

II
Apêndices

Apêndice 1

Intercorrências Graves na Enfermaria

*"Seja aplicado, se esforçe, obtenha toda a educação que
conseguir, e então, por Deus, faça alguma coisa."*
Lee Iacocca

*As intercorrências de trauma na enfermaria do
HPS João XXIII são atendidas pelo residente de trauma
(R3) de plantão no andar, que institui as medidas
iniciais e aciona o cirurgião preceptor.
A necessidade de nova intervenção, cirúrgica ou não, dá
início à cascata de decisões a serem tomadas.*

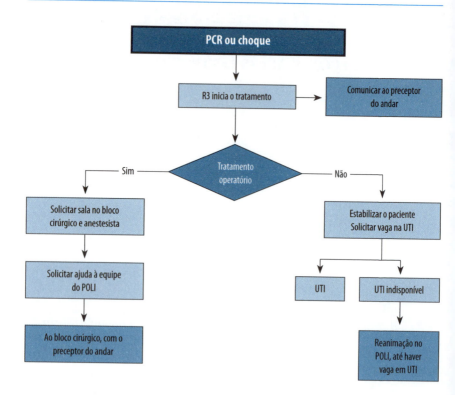

OBS.: (1) Pacientes do bloco horizontal do hospital, em qualquer setor, são de responsabilidade do cirurgião de plantão da equipe. A exceção são os pacientes internados na UTI.
(2) Pacientes do andar e da UTI são de responsabilidade do cirurgião do andar.
(3) Se o paciente do andar, por qualquer motivo, for encaminhado para o POLI, SEC ou SRPA, continua sob a responsabilidade do preceptor do andar.

Apêndice 2

Autotransfusão

"Use a força Luke. Use a força."
Obi Wan Kenobi

O uso de sangue autólogo no manejo do paciente traumatizado tem seu lugar estabelecido e deve ser estimulado, devido ao benefício ao paciente, ao alto custo e à escassez de sangue em nosso meio.

INDICAÇÕES E MANEJO

- O uso de sangue autólogo deve ser empregado nos casos de choque com necessidade de hemotransfusão e, como regra, utiliza-se até o volume de 1.500mL, no intuito de diminuir as complicações das transfusões maciças.
- O sangue coletado de tubos de drenagem, em especial das drenagens torácicas fechadas, deve ser anticoagulado e reinfundido no paciente, preferencialmente usando-se os *kits* próprios para este fim, que já contêm os filtros para macroagregados.
- Nos casos de traumatismo torácico contuso, a autotransfusão é realizada com maior liberalidade, enquanto nos casos de traumatismos penetrantes seu uso é restrito à necessidade de hemotransfusão. O uso de sangue coletado do dreno de tórax para autotransfusão diminui a incidência de coagulopatia e a resposta inflamatória à lesão.

- Uma boa indicação para autotransfusão é o hemoperitônio não-traumático (ruptura de cistos e aneurismas, bem como as hemorragias por prenhez ectópica).
- Tanto quanto possível, limita-se o uso de sangue autólogo nos casos de lesão de víscera oca em que haja contaminação grosseira da cavidade peritoneal. Não se deve proceder à autotransfusão nessas condições.

COMPLICAÇÕES

A complicação mais comum é a coagulação intravascular disseminada, que está presente, mais comumente, em transfusões autólogas de mais de 1.500mL.

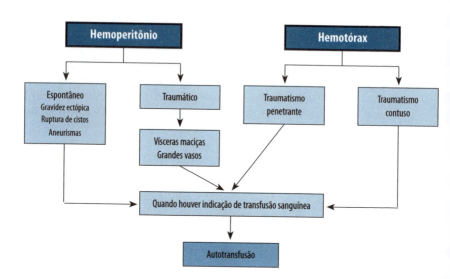

Apêndice 3

Traumatismo na Criança – Diretrizes para o Atendimento

"Crianças gostam de fazer perguntas sobre tudo, mas nem todas as respostas cabem num adulto."
Arnaldo Antunes

INTRODUÇÃO

- O atendimento adequado à criança vítima de traumatismo consiste em mais do que a simples aplicação dos princípios de atendimento dos adultos a uma pessoa pequena.
- O traumatismo é uma doença, e pode ser classificado como epidemia. Se não forem adotadas medidas eficazes para um programa nacional de prevenção de acidentes, leis rigorosas de proteção à criança e ao adolescente e treinamento no atendimento ao politraumatizado, teremos índices preocupantes de morbimortalidade em nosso país.
- Nos EUA, os traumatismos são responsáveis por 10% a 15% das internações pediátricas em hospitais e unidades de tratamento intensivo. Cerca de 80% dos traumatismos são contusos, representados por acidentes com veículos automotores, bicicletas e quedas.
- Os atropelamentos são a principal causa de morte entre crianças de 5 e 9 anos nos EUA.
- Causas externas (acidentes e violência) são as principais responsáveis pela morte de crianças e adolescentes de 5 a 19 anos.
- Contribuem com 57% do total de mortalidade na faixa de 0 a 19 anos.

- Acidentes de transporte representaram 30% deste total, segundo dados do Ministério da Saúde publicados em 1998.
- O uso adequado de cinto de segurança pode prevenir em 65% a 75% as lesões graves e óbitos em passageiros com menos de 4 anos.
- Cerca de 40% das mortes por trauma em crianças são evitáveis.
- Crianças têm padrões de trauma específicos, respostas fisiológicas próprias e necessidades especiais com base em seu tamanho, maturidade e desenvolvimento psicossocial.
- Em 87% dos casos, o trauma é acidental.
- Quedas – são a causa mais comum de trauma na criança, e os atropelamentos por veículos são o segundo mecanismo de trauma.
- Traumatismo fechado tem incidência mais alta na população pediátrica, e o comprometimento multissistêmico é a regra.
- Pontos-chave para sobrevida da criança politraumatizada:
  - Avaliação rápida.
  - Atendimento apropriado e agressivo.
  - Transporte para hospital com capacidade de tratar trauma pediátrico.

AVALIAÇÃO INICIAL

PRIMEIRO ATENDIMENTO À VÍTIMA GRAVEMENTE ENFERMA

- Criança gravemente enferma:
  - Apresenta instabilidade dos sinais vitais.
  - Risco de morte iminente.
- Situações de emergência mais freqüentes:
  - Acidente automobilístico.
  - Atropelamento.
  - Queimaduras.
  - Acidentes de bicicleta.
  - Afogamentos.
  - Asfixia.
  - Anafilaxia e asma grave.
  - Traumatismo penetrante.
  - Intoxicações.

- A parada cardiorrespiratória (PCR) raramente é um evento súbito na criança. Observação clínica rigorosa é fundamental para o diagnóstico de deterioração cardiorrespiratória, que ocorre por insuficiência respiratória e choque.
- Falência respiratória – ventilação e oxigenação inadequadas:
  - Os sinais precoces são taquipnéia e dificuldade respiratória.
  - Os sinais tardios são taquidispnéia progressiva, bradipnéia, palidez e cianose.
- Choque é a incapacidade do sistema circulatório de fornecer oxigênio e nutrientes para as necessidades metabólicas dos tecidos:
  - Os sinais são diminuição da perfusão, pulsos periféricos rápidos e/ou finos, pele mosqueada e cianose.
- A fibrilação ventricular ocorre em menos de 10% dos casos, e em menores de 8 anos sua a incidência é de 3%.

Fatores de risco para PCR

FR > 60	FC > 180 ou < 80
Esforço respiratório grave	Perfusão lenta
Saturação < 70% a 80% ou cianose	Febre com petéquias
Queda do nível de consciência	Convulsões
Traumatismo grave	Baixa resposta à dor
Queimadura extensa	Hipotonia

- As unidades de cuidados primários devem estar preparadas para rápido reconhecimento de situações de risco, o que pode significar a grande diferença entre recuperação sem seqüelas e sobrevivência com seqüelas graves e morte.
- Na criança, o mais importante é: identificar as vítimas sob risco de PCR, antecipar a assistência e evitar a ocorrência da parada cardiorrespiratória.
- Em crianças com parada respiratória sem assistolia, e adequadamente assistidas, a taxa de sobrevivência sem seqüelas é de 50% a 70%.
- Crianças em PCR têm sobrevida em torno de 3% a 17%, na maioria dos casos, com seqüelas graves.

- Menos de 10% dos casos de PCR que ocorrem fora do hospital estarão vivos 1 ano depois. Destes sobreviventes, a maioria terá seqüelas neurológicas significativas.
- A American Heart Association (diretrizes 2005) estabelece que a RCP terá relação compressão-ventilação de 30:2 para todos os socorristas leigos e profissionais de saúde (sozinhos), utilizada em todas as vítimas, desde lactentes até adultos, e uma relação compressão-ventilação de 15:2 para dois profissionais de saúde no atendimento de crianças de 1 ano até o início da puberdade (12 a 14 anos).

Cálculos práticos para o atendimento da criança

Peso (em kg) = 8 + (2 × idade [anos])
PA sistólica = 80 + (2 × idade [anos])
Volume sanguíneo (mL) = 80 × peso (kg)

CONSIDERAÇÕES SOBRE O MECANISMO DE TRAUMA PEDIÁTRICO

- A criança é o alvo menor sobre o qual são aplicadas forças lineares.
- A energia cinética dos objetos atua sobre uma massa menor, com menor quantidade de gordura corporal, maior elasticidade do tecido conjuntivo e esqueleto incompletamente calcificado, e com grande proximidade dos órgãos.
- Há menor absorção das forças aplicadas durante um evento traumático. Sabemos que forças não dissipadas dispersam maior energia em todos os órgãos. Isso pode levar a lesões internas significativas com lesão externa mínima.

A – Vias aéreas – peculiaridades

- Manter a coluna cervical alinhada com o corpo.
- A laringe da criança repousa em posição mais alta e anterior no pescoço. As cordas vocais têm ângulo mais ântero-caudal.
- Desproporção craniofacial. O osso occipital relativamente maior ocasiona flexão passiva da coluna cervical, determinando maior tendência de colabamento da faringe posterior.

- Traquéia curta: recém-nascidos – 5cm; 18meses – 7cm.
- Em crianças com menos de 8 anos, a cartilagem cricóide é o único suporte circunferencial para a parte superior da traquéia.
- As máscaras laríngeas são aceitáveis quando utilizadas por profissionais experientes.
- Tubos devem ser, preferencialmente, orotraqueais.
- Tubos endotraqueais com *cuff* podem ser usados em lactentes (exceto em recém-nascidos) e crianças, em ambientes intra-hospitalares, desde que a pressão de insuflação do *cuff* seja mantida em < 20cm H_2O.

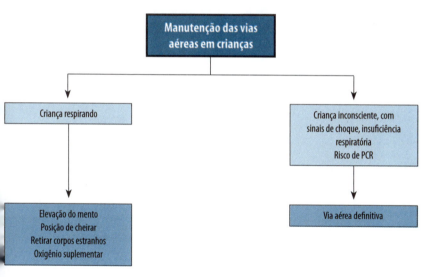

- Escolha do tubo: diâmetro externo da narina ou do dedo mínimo da criança. A escolha do tamanho do tubo com *cuff* é feita a partir do uso da fórmula: diâmetro interno (em mm) = (idade em anos / 4) +3.
- A cricotireoidostomia, raras vezes necessária, deve ser realizada por punção, com cateter posicionado através da membrana cricotireóidea. Torna possível a oxigenação por até 45 minutos.
- Intubação orotraqueal – a em seqüência rápida deve durar 30 segundos:
  – Posicionar o paciente.
  – Sedar – curarizar.

- Laringoscopia: pressão da laringe com oclusão transitória do esôfago. Manobra de Sellick.
- Introdução do tubo entre as cordas vocais.
- Checar posição do tubo.
- Ventilar com unidade ventilatória.
• Na intubação em seqüência rápida, crianças devem receber sulfato de atropina para assegurar que a freqüência cardíaca permaneça adequada. Qualquer acesso vascular, seja venoso, seja intra-ósseo, é preferível para administração de medicamentos. Podemos administrar medicamentos lipossolúveis através do tubo orotraqueal (atropina, naloxona, epinefrina e lidocaína).

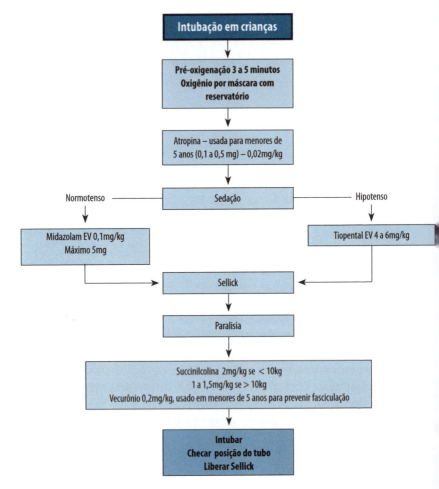

B – Ventilação – Peculiaridades

- A freqüência respiratória da criança diminui com a idade. Os lactentes necessitam de 40 a 60 movimentos respiratórios por minuto. Crianças necessitam de 20 movimentos por minuto.
- Os volumes correntes normais variam de 6 a 8mL/kg.
- A causa mais comum de parada cardiorrespiratória na criança é a hipoventilação (hipoxia).
- Crianças têm a caixa torácica mais elástica e flexível que adultos e, com freqüência, têm traumatismos graves sem fraturas de arcos costais.
- Devemos avaliar simetria do tórax, expansibilidade, freqüência respiratória, sons pulmonares, deformidades e crepitações de arcos costais.
- A palpação torácica cuidadosa evidencia fraturas de arcos costais que podem não estar evidentes nos exames radiológicos. A presença de fraturas desses arcos indica traumatismo grave, com grandes chances de lesões associadas (fígado, baço e pulmões).
- As duas lesões que mais comumente impedem a estabilização inicial da criança traumatizada são pneumotórax hipertensivo e o pneumotórax aberto.
- As lesões pleurais (hemo ou pneumotórax) ocorrem na mesma freqüência que nos adultos.
- A toracotomia está indicada quando há hemotórax com drenagem contínua de sangue de 2 a 4mL/kg/hora.

C – Circulação

- O traumatismo resulta, freqüentemente, em perdas sanguíneas significativas.
- As crianças têm reservas fisiológicas aumentadas, e isto faz com que a maioria dos sinais vitais mantenha-se próxima do normal mesmo na presença de choque grave. Taquicardia e má perfusão (extremidades frias e enchimento capilar > 2 segundos) freqüentemente são os únicos sinais que possibilitam reconhecer precocemente a perda volêmica.
- Os sinais de choque vão manifestar-se de forma mais evidente apenas quando ocorrer redução de 25% do volume sanguíneo circulante (volume sanguíneo [em mL] é igual a 80 × o peso [em

quilos]). A pressão arterial sistólica é igual a 80 + (2 × idade [em anos]), e a diastólica a representa dois terços da sistólica.

- Quando ocorre hipotensão, já há perda grave de volume sanguíneo circulante – maior do que 45%.
- Quando ocorre hipotensão, com freqüência a taquicardia é substituída por bradicardia. Hipotermia e frio também são causas freqüentes de bradicardia.
- Pulsos braquiais: bebê, entre 180 e 160; criança, de 140 e 100; adolescente, entre 100 e 60.
- A reanimação volêmica é realizada com a infusão rápida de 20mL/kg de solução salina. Esta reposição pode ser repetida uma ou duas vezes. Se criança mantém instabilidade hemodinâmica, na terceira infusão deve ser administrado concentrado de hemácias – 10mL/kg em *bolus*.

D – Avaliação neurológica – Peculiaridades

- É feita mediante avaliação da Escala de Coma de Glasgow modificada para crianças. O prognóstico de crianças que sofrem lesão cerebral grave é melhor do que o de adultos.
- A combinação de hipoxia e hipovolemia é devastadora para o cérebro lesado.

E – Exposição – Peculiaridades

- Retirar roupas à procura de lesões ocultas. Retirar roupas molhadas e secar a vítima.
- Cuidado especial com a hipotermia. Deve-se aquecer a criança.

AVALIAÇÃO SECUNDÁRIA

- A história obtida na emergência deve ser objetiva, porém com atenção ao mnemônico AMPLA: A – Alergia; M – medicamentos em uso; P – doenças prévias (passado); L – líquidos e alimentos ingeridos; A – ambiente e eventos relacionados ao trauma.
- A capacidade de interagir com indivíduos estranhos ao seu convívio em situações difíceis é limitada. A criança apresenta regressão do seu comportamento psicológico em situações de estresse ou ameaças, tornando difícil a colaboração durante o exame.

- Os efeitos que a lesão traumática pode provocar no crescimento e no desenvolvimento devem ser também preocupação no atendimento da criança traumatizada.
- Efeitos fisiológicos e psicológicos das lesões não devem ser subestimados.
- Evidências sugerem que 60% das crianças com politraumatismo têm alterações residuais de personalidade 1 ano após a alta hospitalar.

> *A identificação de várias fraturas de idades diferentes, múltiplas lesões e lesões físicas assimétricas não justificáveis por um único trauma sugere que devemos suspeitar de abuso físico (violência). A autoridade competente deve ser notificada em todos os casos suspeitos de maus-tratos contra a criança e o adolescente.*

Apêndice 4

Traumatismo Cranioencefálico (TCE) na Criança

"Os homens temem a morte, como as crianças temem a escuridão."
Francis Bacon

Alguns detalhes sobre o traumatismo cranioencefálico devem ser conhecidos pelo cirurgião que atende casos de trauma. Isto pode fazer a diferença antes da avaliação do especialista.

CAUSAS MAIS FREQÜENTES E CLASSIFICAÇÃO

- Acidentes automobilísticos, acidentes com bicicletas, atropelamentos e violência.
- **Classificação:**
  - TCE leve – Glasgow entre 14 e 15.
  - TCE moderado – Glasgow entre 9 e 13.
  - TCE grave – Glasgow entre 3 e 8.

PECULIARIDADES NA CRIANÇA

- O cérebro dobra de tamanho nos primeiros 6 meses de vida; aos 2 anos, atinge 80% do tamanho do cérebro do adulto.
- O espaço subaracnóideo é relativamente pequeno e, devido à menor flutuabilidade, oferece menos proteção.
- Aos 5 anos, o fluxo sanguíneo cerebral é duas vezes maior em relação ao do adulto e diminui a seguir.
- Criança com fontanelas abertas ou linhas de sutura não consolidadas tolera melhor lesões expansivas intracranianas.

137

- O imbricamento total dos ossos do crânio ocorre entre 6 e 8 anos, e a soldadura completa, entre 10 e 12 anos.
- Sinais de massa expansiva intracraniana podem estar ocultos até que ocorra rápida descompensação.
- O prognóstico das crianças que sofrem lesão cerebral grave é melhor do que o dos adultos.
- Vômitos e amnésia são mais comuns após TCE em crianças e não implicam aumento da pressão intracraniana.
- As convulsões pós-traumatismo são comuns e, geralmente, autolimitadas, não exigindo tratamento específico.
- Crianças tendem a ter menos lesões focais do que os adultos.
- Fraturas são mais freqüentes nas regiões temporais e parietais e na base do crânio, onde os ossos são mais finos.

CUIDADOS E ORIENTAÇÕES

- Oitenta e cinco por cento dos traumatismos cranianos na infância são leves. O exame neurológico deve ser completo. Se o paciente se encontra assintomático, orientado, com a memória preservada e sem perda de consciência, pode-se recomendar a observação cuidadosa pelos pais por 24 horas, com orientação por escrito ao responsável.
  - Sinais e fatores de risco e complicações:
    - Sinais neurológicos focais.
    - Assimetria de pupilas.
    - Glasgow inicial menor que 13.
    - Cefaléia progressiva.
    - Fratura de crânio.
    - Perda de consciência por mais de 2 minutos.
    - Convulsão pós-traumatismo.
    - Menores de 3 anos.
    - Vômitos repetidos ou em jato.
    - História do traumatismo desconhecida.
    - Suspeita de maus-tratos.
    - História de distúrbio de coagulação.
- Se existem sinais de risco ou história de inconsciência, deve ser feita tomografia de crânio com janela óssea.

TRAUMATISMO CRANIOENCEFALICO (TCE) NA CRIANÇA

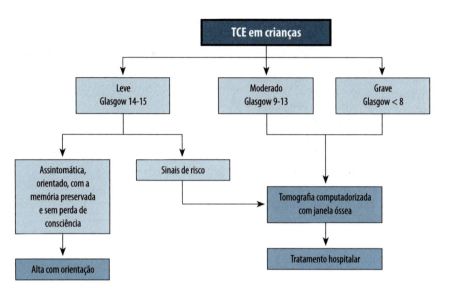

Medicamentos em emergência
Doses pediátricas (em mL)

Peso (em quilos) e idade média	10 11 meses	12 21 meses	14 3 anos	17 4 anos	18 5 anos	20 6 anos	24 7 anos	26 8 anos	28 9 anos	30 10 anos
Adrenalina	0,1	1,2	1,4	1,7	1,8	2,0	2,4	2,6	2,8	3,0
Atropina	0,4	0,48	0,56	0,68	0,72	0,8	0,96	1,0	1,1	1,2
Lidocaína	1,0	1,2	1,4	1,7	1,8	2,0	2,4	2,6	2,8	3,0
Fentanila	0,6	0,72	0,8	1,02	1,08	1,2	1,4	1,5	1,6	1,8
Midazolam	0,4	0,48	0,56	0,68	0,7	0,8	0,9	1,0	1,0	1,0
Succinilcolina	2,0	2,4	2,8	3,4	3,6	4,0	4,8	5,2	5,6	6,0
Pancurônio	0,25	0,3	0,35	0,43	0,45	0,5	0,6	0,65	0,7	0,7
Morfina	1,0	1,2	1,4	1,7	1,8	2,0	2,4	2,6	2,8	3,0
Cetamina	0,4	0,48	0,56	0,68	0,7	0,8	0,9	1,0	1,1	1,2
Dopamina	12	14	16,8	19	21,6	24	29	31	34	36
Diluída em	88	86	83	81	78	76	71	69	66	64
Dobutamina	5	6	7	8,5	9	10	12	13	14	15
Diluída em	95	94	93	92	91	90	88	87	86	85

Apêndice 5

Acessos Vasculares em Pediatria

*"Se você encontrar um caminho sem obstáculos,
ele provavelmente não leva a lugar nenhum."*
Frank A. Clark

ACESSOS VENOSOS PERIFÉRICOS

- Primeira opção na admissão do paciente, para realização de reposição volêmica e reidratação a curto prazo, antibioticoterapia e nutrição parenteral em concentrações moderadas.
- As opções são: basílica, cefálica, cubital mediana, veias interdigitais da mão, veias safenas do tornozelo e do couro cabeludo, jugular externa.
- **Procedimento sem restrições de idade:**
  - Até 1 ano: Jelco 20 ou 22.
  - Entre 1 e 4 anos: Jelco 20.
  - Entre 5 e 8 anos: Jelco 20 ou 18.
  - Acima de 8 anos: Jelco 18 ou 16.
  - Adolescentes: Jelco 18 a 14.
- **Complicações:**
  - Flebites.
  - Limitação na concentração das infusões (glicose, potássio, osmolaridade).
  - Desconforto nas mudanças do acesso.
  - Necrose por infiltração de vasopressores, cálcio e outras soluções.

ACESSO INTRA-ÓSSEO

- Em crianças com menos de 6 anos em situações de emergência, choque ou parada cardiorrespiratória, nas quais não se consegue acesso periférico após três tentativas ou 90 segundos (o que for atingido primeiro).
- Realizado na região proximal da tíbia, 2cm medial e inferiormente à tuberosidade tibial, maléolos, região distal do fêmur (medial anterior), região distal do úmero (posterior).
- **Material:**
  - Agulha própria com Mandril (pouco comum em nosso meio), agulha de punção lombar calibrosa; nos lactentes, agulha 25/8.
  - Nas crianças maiores, agulha 30/9 ou 40/10, ou a agulha do Jelco 14 ou 16.
- **Contra-indicações:**
  - Relativas: queimadura ou lesões de partes moles no local.
  - Absolutas: fraturas proximais à punção, cardiopatia congênita cianótica.
- **Complicações:**
  - Edema subcutâneo, celulite, osteomielite, síndrome de compartimento. Estas complicações são evitadas com vigilância no local da punção e a manutenção do acesso pelo menor tempo possível (retirar assim que for obtida outra via segura).
  - Embolia encefálica por gotículas de gordura ou espículas ósseas vindas do espaço medular em pacientes com desvio intracardíaco direita-esquerda.

CATETERISMO DA VEIA UMBILICAL

- Realizada na impossibilidade de acesso periférico em recémnascidos, nas primeiras 12 horas de vida (para manutenção). Em caso de uso exclusivo para urgência, até 4 dias de vida.
- Acessa-se o coto umbilical ou por dissecção. Neste caso, 1cm acima da cicatriz umbilical.
- **Material e considerações técnicas:**
  - Cateter 22.
  - Paramentação completa e assepsia da pele do coto.
  - Fazer sutura em bolsa na pele da base do coto para fixação.

ACESSOS VASCULARES EM PEDIATRIA **143**

– Ressecar o coto próximo à pele, identificar a veia (duas artérias e uma veia, "AVA").
– Na emergência, introduzir o cateter apenas até o retorno de sangue. Fixá-lo tipo "bailarina". Fora da emergência e com a medida correta, pode-se introduzi-lo até a circulação central.
– Cuidado: cateterismo de veia umbilical é causa de trombose da veia porta.

ACESSO VENOSO POR PUNÇÃO

- Realizado na ausência de veias periféricas ou para reaimação que não responde às primeiras duas doses em veias periféricas, no uso de agentes vasoativos – obrigatório para vasopressores.
- Na necessidade de alimentação parenteral com altas concentrações. Manter o acesso exclusivamente para a NP.
- Necessidade de soluções em concentrações lesivas à pele e/ou subcutâneo (K, Ca, tiopental).
- Monitoração da PVC.
- Hemodiálise ou hemofiltração venovenosa.
- A primeira opção é por aquela com a qual o médico tem maior experiência. Em seguida, por ordem de riscos:
  – Femoral, exceto se fraturas complexas de bacia. Possibilita a medida de PVC mesmo se abaixo do diafragma.
  – Jugular interna, acesso posterior ou médio. Em caso de traqueostomizados, preferir a subclávia à jugular interna.
  – Subclávia, via infraclavicular .

INSTALAÇÃO DE CATETER CENTRAL ATRAVÉS DE PUNÇÃO PERIFÉRICA

- "Epicutâneo", se material disponível, rede periférica preservada e pacientes sem necessidade de vasopressores e reposições volêmicas.
- Preferir técnica de Seldinger.
- Epicutâneo:
  – 1,1 a 2,0Fr= para RN e crianças até 1 ano.
  – 1,9 a 2,0Fr = para lactentes de 1 a 4 anos.
  – 2,6 a 3,0Fr= para crianças > idade escolar.
- *Intracath:*
  – Até 1 ano: cateter 20 ou 22.
  – Entre 1 e 4 anos: cateter 20 ou 18.

- Entre 5 e 8 anos: cateter 18 ou 16.
- Acima de 8 anos: cateter 16.
- Adolescentes: cateter 16.

CONTRA-INDICAÇÕES PARA ACESSOS PROFUNDOS

- Distúrbios de coagulação.
- Inexperiência do profissional (principalmente em crianças com menos de 6 anos).

COMPLICAÇÕES DAS PUNÇÕES CENTRAIS

- Pneumotórax (jugular e subclávia).
- Hemotórax (jugular e subclávia).
- Hidrotórax (jugular e subclávia).
- Quilotórax (jugular e subclávia).
- Tamponamento cardíaco (jugular e subclávia).
- Perfuração cardíaca e arritmias.
- Punções arteriais.
- Lesões nervosas.
- Sangramentos.
- Infecções.

> *Realizar, obrigatoriamente, radiografia de tórax de controle após todas as punções (pneumotórax, hidrotórax, hemotórax, posição do cateter).*

DISSECÇÃO VENOSA

- **Indicações:**
  1. Nos pacientes que precisam de acesso central e têm contra-indicação para punção.
  2. Distúrbio de coagulação.
  3. Alteração anatômica.
  4. Insucesso da punção por pessoa experiente.

- Preferencialmente, veia basílica ou safena (maléolo medial).
- **Material e considerações técnicas:**
  - Material de qualidade e específico para dissecções pediátricas.
  - Cateteres específicos para punção central.
  - Podem ser utilizados cateteres para adultos.
  - Não utilizar sondas uretrais.
  - Sempre que possível, fazer contra-incisão.
- **Proposta de calibres:**
  - Até 1 ano: cateter 20 ou 22.
  - Entre 1 e 4 anos: cateter 20 ou 18.
  - Entre 5 e 8 anos: cateter 18 ou 16.
  - Acima de 8 anos: cateter 16.
  - Adolescentes: cateter 16.

CATETER EM BULBO DE JUGULAR

- Em pacientes com TCE grave e necessidade de avaliação da extração cerebral de oxigênio.
- Acessar a jugular interna direita ou do lado que exibir o maior forame jugular à TC de crânio.
- **Técnica e material:**
  - Cateter 20 ou 21 em criança com menos de 1 ano.
  - Cateter 18 ou 19 para as demais idades.
  - Punção no ápice do triângulo entre ventres esternal e clavicular do esternocleidomastóideo.
  - Inserção do cateter em sentido ascendente até a interrupção de sua progressão. Recuar 0,5cm e fixá-lo à pele.
  - Manter com soro fisiológico a 3mL/h e utilizar apenas para coletas de sangue.
  - Controle radiológico: a ponta do cateter deve estar à altura de uma linha imaginária entre o assoalho inferior da órbita e a junção atlantocciptal.

PUNÇÕES ARTERIAIS

- No TCE grave com monitoração de PIC, em pacientes em uso de agentes vasoativos, em caso de dificuldade ou dúvida na mensuração da PA de forma não-invasiva, em caso de necessidade de coletas seriadas de sangue arterial (quatro punções arteriais trazem mais complicações do que a manutenção de um cateter em artéria periférica).

- Impossibilidade de exame clínico confiável (por exemplo, grandes queimados, nos quais não são possíveis palpação de pulsos, avaliação da perfusão periférica e cardioscopia).
- Preferencialmente, utiliza-se a artéria radial, após teste de Allen modificado, dorsal do pé (medida menos confiável), femoral (maiores complicações; pesar riscos e benefícios) ou axilar (maior dificuldade de inserção e manutenção).
- **Material e técnica:**
  - Manter com solução de heparina (0,1mL em 500mL de SF) e sempre com perfusor contínuo.
- **Calibres por idade:**
  - Até 1 ano: Jelco 22.
  - Entre 1 e 4 anos: Jelco 20.
  - Entre 5 e 8 anos: Jelco 20 ou 18.
  - Acima de 8 anos: Jelco 18 (pode ser inserido cateter de calibre 18 ou 19 e comprimento máximo de 12cm).
  - Adolescentes: Jelco 18 (também pode ser inserido cateter até 12cm).
- **Cuidados:**
  - Em crianças, manter pelo menor tempo possível, mas não há obrigatoriedade de retirada após o quarto dia.
  - Monitoração clínica rigorosa do segmento irrigado, mesmo com teste de Allen positivo. Retirar aos primeiros sinais de má perfusão.
- **Principais complicações:**
  - Embolia e isquemia anterógradas e retrógradas, necrose anterógrada e retrógrada, alteração do crescimento do membro e amputação.

DISSECÇÃO ARTERIAL

- Na impossibilidade de punção após tentativas por pessoa experiente.
- Optar por artéria radial, femoral ou região de experiência do especialista com material de qualidade e específico para dissecções pediátricas.

Apêndice 6

Priapismo

"Faça o que puder, com o que tiver, onde estiver."
Theodore Roosevelt

O priapismo é um evento incomum, considerada emergência médica (priapismo isquêmico), que deve ser conduzida apropriadamente, para que sejam evitadas seqüelas graves.

DEFINIÇÃO

- O priapismo é a ereção peniana prolongada (> 4 horas) não relacionada a estímulo sexual.

TIPOS

- **Priapismo isquêmico (baixo fluxo):** fluxo sanguíneo pequeno ou ausente no corpo cavernoso com gasometria cavernosa alterada (hipoxia, hipercapnia e acidose). O corpo cavernoso é rígido e doloroso à palpação. Em geral, há uma causa subjacente, como anemia falciforme, doença hematológica maligna ou uso de drogas.
- **Priapismo não-isquêmico (arterial, alto fluxo):** causado pelo influxo arterial aumentado para o corpo cavernoso (não-hipóxico nem acidótico). O pênis não é totalmente rígido nem

doloroso. Em geral, há antecedente de trauma, mas em muitos casos é idiopático.

- **Priapismo intermitente:** é uma forma de priapismo isquêmico. Há períodos de priapismo intercalados com detumescência.

AVALIAÇÃO DO PACIENTE

- Duração da ereção (dolorosa × não-dolorosa).
- História prévia de priapismo e seu tratamento.
- Uso de drogas: anti-hipertensivos, anticoagulantes, antidepressivos, agentes psicoativos, álcool, maconha, cocaína, agentes vasoativos para injeção intracavernosa.
- História de trauma (pélvico, genital, perineal).
- História de doença hematogênica (anemia falciforme).

EXAMES COMPLEMENTARES

- Hemograma completo: avaliação de infecção ou anormalidades hematológicas (anemia falciforme, leucemia, anormalidades plaquetárias).
- Dosagem de agentes psicoativos no sangue e toxicologia urinária.
- Gasometria do corpo cavernoso:
  - Isquêmico: $PO_2 < 30$; $PCO_2 > 60$; pH $< 7,25$.
  - Não-isquêmico: $PO_2 > 90$; $PCO_2 < 40$; pH $= 7,40$.
  - Pênis flácido: $PO_2 = 40$; $PCO_2 = 50$; pH $= 7,35$.
- Ultra-sonografia (US) peniana com Doppler:
  - **Isquêmico:** fluxo sanguíneo pequeno ou ausente nas artérias cavernosas.
  - **Não-isquêmico:** alto fluxo sanguíneo nas artérias cavernosas.
- Arteriografia peniana: identifica a presença e o local da fístula de artéria cavernosa; realizar como parte do procedimento de embolização.

TRATAMENTO

- **Priapismo isquêmico:** a etiologia é pouco relevante no manejo inicial, mas é importante para a prevenção de futuros episódios. Pacientes com distúrbios subjacentes devem ser tratados com abordagem intracavernosa, além de tratamento da doença de base.

- Inicialmente, deve-se realizar punção e aspiração do corpo cavernoso com utilização de Jelco ou agulha. A punção pode ser realizada através da glande, paralelamente ao maior eixo do corpo cavernoso, ou perpendicular ao mesmo, na haste peniana. A injeção de simpaticomiméticos intracavernosos deve ser utilizada após punção/aspiração para melhorar a eficácia desta e diminuir a recorrência. Podem ser empregadas epinefrina, metaramenol, norepinefrina e fenilefrina. No entanto, em pacientes com alto risco cardiovascular é recomendada monitoração (pressão arterial e ECG).

- O controle de tratamento deve ser feito por meio de exame clínico, US peniana com Doppler e gasometria cavernosa. Na persistência do priapismo mesmo após as medidas anteriores, deve ser confeccionada fístula esponjocavernosa, e a primeira escolha é a fístula distal (cavernoglandar). Se ainda assim não houver melhora, pode-se repetir a fístula distal ou confeccionar fístula proximal.

- **Priapismo não-isquêmico:** o tratamento inicial consiste em observação, pois a maioria tem resolução espontânea (62%). Para o tratamento do priapismo não-isquêmico nos pacientes necessitados, a embolização arterial seletiva é recomendada.

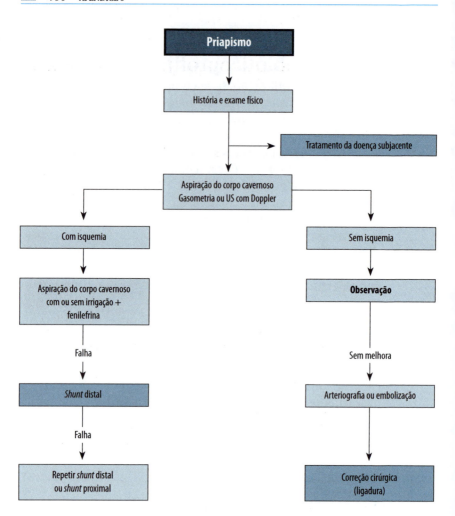

Apêndice 7

Antibioticoprofilaxia no Trauma

"Cercado por todos estes ferimentos infectados, por homens sofrendo e morrendo... Fui tomado por um desejo de descobrir, depois de todas estas dificuldades e espera, algo que possa matar estes micróbios."
Alexander Fleming

O uso de antibioticoprofilaxia (ATBp) tem por finalidade evitar ou prevenir o desenvolvimento de infecção no sítio cirúrgico (ISC) e faz parte de um conjunto de medidas preventivas de ISC, sobretudo as práticas assépticas e boa técnica cirúrgica. Sua indicação baseia-se na classificação da ferida operatória, no sítio de cirurgia, no tipo de paciente, na gravidade da lesão, na presença de comorbidade e na microbiota do paciente.

MOMENTO DA ADMINISTRAÇÃO

- A administração de antimicrobianos profiláticos no trauma está indicada para feridas ocorridas até 6 horas após o primeiro atendimento, nas lesões extensas com tecido desvitalizado, nos acometimentos de tendões, nas articulações, na fratura exposta, nas lesões em cavidades torácica e cerebral, nos traumatismos abdominais com e sem perfuração de alça e nos ferimentos puntiformes profundos de difícil desbridamento.
- As lesões com primeiro atendimento ocorrido em tempo maior que 6 horas, no cólon perfurado e na contaminação grosseira, o uso de antimicrobiano é terapêutico.

151

ESCOLHA DA DROGA

- A escolha dos antimicrobianos baseia-se em sua ação contra microorganismos endógenos ou exógenos, mais comumente associados às complicações infecciosas em cada sítio cirúrgico. O antimicrobiano deve ter apresentação parenteral e atingir o sítio cirúrgico em concentrações apropriadas e ter espectro de ação reduzido, para minimizar os efeitos sobre a microbiota normal. As cefalosporinas de primeira geração são os fármacos mais utilizados, de menor custo, sem efeitos colaterais graves e de discreto impacto na microbiota. Não há evidências de que as cefalosporinas de segunda e terceira gerações sejam mais eficazes na profilaxia de ISC.
- Uma adequada profilaxia deve resultar em níveis inibitórios para os microorganimos, no local da incisão, antes que esta seja realizada, e esses níveis devem ser mantidos durante todo o procedimento.

ORIENTAÇÕES NA PRESCRIÇÃO

- Dose inicial deve ser aplicada 30 a 60 minutos antes da incisão cirúrgica – endovenosa. Observar o tempo adequado da infusão de cada antimicrobiano. Esta orientação é fundamental para o sucesso da profilaxia cirúrgica.
- A dose única de antimicrobiano não deve ser alterada na presença de comprometimento renal.
- No peroperatório, fazer reforço de doses em grandes sangramentos (> 1 litro).
- Nos portadores de germes multirresistentes, individualizar o antimicrobiano pelo resultado da cultura.

ORIENTAÇÕES GERAIS

- A suplementação de dose no período intra-operatório deve ser feita quando o tempo cirúrgico é maior do que duas meias-vidas do antimicrobiano profilático. Por exemplo, cefazolina (meia-vida = 1,8 horas): dose suplementar após 3 horas.
- A presença de cateter ou dreno não é indicação para o uso adicional de antibioticoprofilaxia.

ANTIBIOTICOPROFILAXIA NO TRAUMA **153**

- O uso prolongado de antibiótico na ATBp (além das primeiras 24 horas de pós-operatório) não reduz o risco de ISC, aumenta o custo, favorece multirresistência e acentua os efeitos colaterais.

DOSES EM CRIANÇAS

- Cefalotina: 40 a 80mg/kg EV 6/6h.
- Cefazolina: 8,3 a 25mg EV 8/8h.
- Penicilina G procaína: 25.000U/kg EV 12/12h.
- Clindamicina: 2,5 a 10mg/kg EV 6/6h – 2,8mg/kg VO 6/6h.

Tipo de lesão traumática	Antibiótico de escolha	Pacientes alérgicos
Laceração simples (pequena, sem perda de tecido ou contaminação) com menos de 4 a 6 horas do atendimento[b]	Sem ATB ou penicilina G procaína[a] 400.000 UI – IM 12/12h por 3 dias	Tetraciclina SMZ-TMP Cefalexina
Laceração extensa ou penetrante de difícil desbridamento ou complexa (lesão vascular, exposição óssea) ou contaminada (fezes, terra, corpo estranho, com menos de 4 a 6 horas do atendimento[d]	Cefalotina 2g EV 6/6h ou cefazolina 2g EV 8/8h por 3 dias[c] Nas contaminadas, prolongar por 5 dias[e]	Clindamicina ou metronidazol + SMT-TMP
Lesão por prego (profunda, de difícil desbridamento	Penicilina G procaína 400.000 UI – IM 12/12h por 3 dias	Clindamicina ou metronidazol + SMT-TMP
Mordedura de animal	Penicilina G procaína 400.000 UI – IM 12/12h + clindamicina por 3 dias [i]	Clindamicina + SMT-TMP[h]
Mordedura humana	Penicilina G procaína 400.000 UI – IM 12/12h + clindamicina por 3 dias [f,i]	Clindamicina + SMT-TMP [h]
Queimadura	Não há indicação para ATB sistêmico – indicada sulfadiazina de prata tópico [g]	

[a]Benzetacil não é indicado devido à demora no início de ação e ao nível muito baixo de concentração em sangue, tecidos e subcutâneo.
[b]Na lesão ocorrida com > 6 horas do atendimento é recomendada antibioticoterapia por 5 a 7 dias.
[c]Cefalexina (Keflex®) ou cefadroxil (Cefamox®) VO na terapia seqüencial.
[d]Em caso de punhalada sem contaminação (arma branca) ou arma de fogo sem contaminação ou perda de tecidos, sugere-se não usar ATB.
[e]Risco de *Clostridium* sp. Deve-se associar metronidazol ou clindamicina.
[f]Terapia seqüencial com amoxicilina + ácido clavulânico (as cefalosporinas falham na cobertura para *Eikenella corrodens*).
[g]Ou sulfadiazina de prata associada ao nitrato de cério.
[h]Ou amoxicilina + ácido clavulânico, azitromicina, levofloxacina ou tetraciclina.
[i]Na internação, pode-se usar ampicilina+sulbactam.

TRAUMATISMO ABDOMINAL COM PERFURAÇÃO DE ALÇA

- **Dose pré-operatória:**
  - Metronidazol (500mg) + gentamicina (1,5mg/kg) ou metronidazol (500mg) + clindamicina (600mg).
- **Dose peroperatória:**
  - Metronidazol a cada 8 horas + gentamicina a cada 8 horas ou metronidazol a cada 8 horas + clindamicina a cada 6 horas.
- **Dose pós-operatória:**
  - Metronidazol 2 doses (8/8h) + gentamicina 2 doses (8/8h) ou metronidazol 2 doses (8/8h) + clindamicina 2 doses (6/6h).
- Nos traumatismos abordados mais de 6 horas depois, manter antibióticos.
- O tempo de seguimento não é consensual.

 TRAUMATISMO ABDOMINAL SEM PERFURAÇÃO DE ALÇA

- **Dose pré-operatória:**
  - Cefalotina ou cefazolina (1g).
  - Nos pacientes alérgicos: clindamicina (600mg).
- **Dose peroperatória:**
  - Cefalotina a cada 2 horas *ou* cefazolina a cada 4 horas *ou* clindamicina a cada 6 horas.
- **Dose pós-operatória:**
  - Cefalotina 2 doses (4/4h) *ou* cefazolina 1 dose 8 horas após *ou* clindamicina 1 dose 6 horas após.

> *Momento da dose pós-operatória: toma-se como base a última dose no peroperatório, e não o momento em que o ato cirúrgico terminou.*

Apêndice 8

Profilaxia do Tétano

"O tetânico que passar do quarto dia estará salvo."
Aforismo hipocrático

Tipo de ferimento	Menos de 3 doses ou ignorada	3 ou mais doses
Superficial, limpo, <u>sem</u> presença de corpos estranhos ou tecidos desvitalizados	Prescrever toxóide tetânico (não é feito no HJXXIII) • se <7 anos, aplicar DPT, completando 3 doses, com intervalos de 2 meses • se ≥7 anos, aplicar toxóide tetânico (TT) ou dupla (dT), completando 3 doses, com intervalo de 2 meses	Só prescrever o toxóide tetânico se tiverem decorridos mais de 10 anos da última dose
Extenso e/ou profundo, sujo, <u>com</u> presença de corpos estranhos ou tecidos desvitalizados	Prescrever toxóide tetânico • se <7 anos, aplicar DPT, completando 3 doses, com intervalo de 2 meses • se ≥7 anos, aplicar o toxóide tetânico (TT) ou dupla (dT), completando 3 doses, com intervalo de 2 meses Aplicar o tetanogama (1 ampola de 1mL intramuscular com 250UI)	Só prescrever o toxóide tetânico se tiverem decorridos mais de 10 anos da última dose

Apêndice 9

SAT – Sala de Apoio ao Traumatizado

"A arte da guerra é subjugar o inimigo sem combate."
Sun Tzu

A SAT (Sala de Apoio ao Traumatizado) é um espaço desenvolvido para ocupar uma enfermaria no andar térreo do Hospital João XXIII, junto ao setor de emergência, destinado à observação e à monitoração de pacientes vítimas de traumatismo abdominal de tratamento não-operatório em potencial, traumatismo torácico e ingestão de substância cáustica.

ESPAÇO FÍSICO

- A SAT possui 6 leitos, todos cortar com saída de oxigênio. Nela poderão ser manejados tanto pacientes do sexo feminino como do masculino, assim como crianças (que serão acompanhadas, também, pelo pediatra de plantão).
- O local dispõe de material básico para procedimentos de emergência de baixa complexidade, como intubação orotraqueal, drenagem torácica, dissecção venosa, acesso central, curativos e monitores, que deverão ser requisitados na medida em que forem necessários.
- Na SAT há sempre dois técnicos ou auxiliares de enfermagem, que se revezam em períodos de 12 horas.

FUNCIONAMENTO

- A SAT tem um cirurgião geral como coordenador permanente e um plantonista R3 de cirurgia do trauma que cumprirá carga horária de 12 horas em sistema de rodízio.
- As atribuições do R3 de plantão são:
  - Ao assumir o plantão, às 7:00 ou às 19:00 horas, o R3 deverá dirigir-se inicialmente à SAT e receber o plantão do seu antecessor.
  - A seguir, deverá evoluir, prescrever e solicitar todos os exames complementares que forem necessários para todos os pacientes da SAT. A evolução do paciente deverá conter os seguintes itens básicos (nesta ordem): tempo de trauma, mecanismo de trauma, diagnósticos já confirmados, evolução do paciente e conduta a ser adotada (baseada nos protocolos do serviço).
- O coordenador da SAT passará diariamente (conforme horário predeterminado) para discutir todos os casos internados. É dever do R3 de plantão comparecer à SAT no horário previamente determinado.
- O R3 de plantão deverá atender a todas as intercorrências da SAT e, sempre que houver dúvidas quanto à conduta a ser adotada, ou em caso de necessidade de uma cirurgia de urgência, ele deverá comunicar imediatamente ao coordenador da SAT ou, na sua impossibilidade, ao coordenador da equipe de cirurgia de plantão na emergência (ver Apêndice 2).
- Admitir, desde que haja vaga, os pacientes na SAT segundo os critérios de admissão. São de vital importância o preenchimento completo da ficha da SAT e a descrição do quadro clínico na folha de evolução do prontuário do paciente.
- Realizar busca ativa de pacientes na sala de politraumatizados e nos ambulatórios que preencham os critérios para serem admitidos na SAT.
- Evoluir, no mínimo, duas vezes por plantão de 12 horas os pacientes da SAT.
- Ao dar alta ao paciente, encaminhá-lo para retorno, quando necessário, e preencher adequadamente a ficha da SAT.
- Explicar o caso do paciente aos familiares no horário de visitas.
- Realizar os procedimentos cirúrgicos necessários nos pacientes da SAT, cobrar os resultados dos exames solicitados e anotá-los na folha de evolução do prontuário.

- Passar o plantão, com as devidas recomendações, ao R3 que o sucederá.

FUNÇÃO DO COORDENADOR DA SAT

- O coordenador da SAT é um cirurgião titular do Hospital João XXIII. Ele tem as seguintes atribuições:
  - Examinar diariamente todos os pacientes internados na SAT em horário predeterminado.
  - Certificar-se de que os pacientes internados na SAT preenchem os critérios de admissão.
  - Discutir todos os casos com o R3 de plantão e determinar as condutas a serem seguidas.
  - Intermediar as relações entre a SAT, a chefia da cirurgia geral e do trauma, a coordenação de enfermagem e a diretoria do Hospital João XXIII.
  - Reunir-se, pelo menos uma vez por mês, em data a ser determinada, com todos os residentes do serviço para discussão de protocolos, dúvidas e sugestões.
  - Apresentar ao chefe da cirurgia geral e do trauma do Hospital João XXIII relatório trimestral sobre o funcionamento do setor.

CRITÉRIOS PARA ADMISSÃO NA SAT

- Ao ser solicitada uma vaga na SAT, o residente de plantão deverá inteirar-se do caso e analisar se ele preenche os critérios abaixo relacionados. Em caso afirmativo, o R3 fará um exame físico completo do paciente com os seguintes objetivos:
  - Confirmar o(s) diagnóstico(s) já estabelecido(s).
  - Checar e anotar no prontuário (se já não tiver sido feito) todos os resultados de exames laboratoriais e de imagem.
  - Fazer exame terciário.

CONTRA-INDICAÇÕES PARA ADMISSÃO NA SAT

- Pacientes com indicação cirúrgica definida.
- Pacientes intubados.
- Pacientes com possibilidade de obstrução iminente de vias aéreas ou que não consigam mantê-las pérvias.

- Pacientes com TRM cervical.
- Pacientes instáveis hemodinamicamente (PA < 90mmHg).
- Pacientes com Escala de Coma de Glasgow < 14.

CRITÉRIOS DE ADMISSÃO POR ORDEM DE PRIORIDADE

- 1 – Tratamento não-operatório de víscera maciça por traumatismo contuso na seguinte preferência:
  - Lesão esplênica.
  - Lesão hepática.
  - Lesão renal.
- 2 – Ferimento na transição toracoabdominal à direita em que se optou por observação.
- 3 – Ferimento abdominal por arma branca em que se optou por observação.
- 4 – Traumatismo torácico com a seguinte prioridade:
  - Hemopneumotórax.
  - Contusão pulmonar.
  - Fratura de arcos costais.
- 5 – Fratura de bacia.
- 6 – Ingestão de agente cáustico.

Apêndice 10

Transferência Responsável

"O paciente certo, no momento certo, no lugar certo."

A transferência de pacientes exige preparo tanto de quem envia como de quem recebe o paciente. O respeito aos protocolos interinstitucionais e a adoção de medidas responsáveis melhoram a qualidade do transporte para o paciente e evitam desgaste para as equipes. Os critérios para transferência são baseados nos índices e mecanismos de trauma e nos tipos de lesões, além dos fatores associados.

PRINCÍPIOS DO TRANSPORTE DE PACIENTES

- Não causar dano adicional (antever e prevenir complicações).
- Planejamento.
- Acordos interinstitucionais estabelecidos.
- Haver segurança (para a equipe e para o paciente).

ANTES DO TRANSPORTE

- Reavaliar ABCDE.
- **A** – Garantir proteção de vias aéreas (conferir TOT), administrar O_2 suplementar, imobilização padrão.
- **B** – Oximetria de pulso, avaliar necessidade de drenagem torácica (manter drenos abertos e monitorar débito).

- **C** – Dois acessos venosos periféricos calibrosos, monitor de ECG, desfibrilador, sonda vesical de demora, sonda nasogástrica ou orogástrica, reposição volêmica adequada.
- **D** – Monitorar nível de consciência e pupilas.
- **E** – Imobilização de fraturas, cuidados com feridas, imobilização de objetos encravados, prevenção da hipotermia, fixar tubos, sondas, cateteres.

RESPONSABILIDADE DA TRANSFERÊNCIA

- **Da unidade de origem:**
  - Indicar precocemente a transferência.
  - Determinar a forma de transporte.
  - Estabilizar e preparar o doente.
  - Confeccionar relatório.
  - Contato médico-médico.
  - Criar protocolos de triagem e transferência.
  - Acordo de transferência interinstitucional.
- **Da unidade de destino:**
  - Contato médico-médico.
  - Certificar-se da capacidade de resolução da unidade.
  - Orientar a unidade de origem.
  - Auxiliar a busca de destino alternativo.
  - Acordo de transferência interinstitucional.

RELATÓRIO DE TRANSFERÊNCIA

- Os relatórios de transferência devem ser claros, sucintos e esclarecedores, devendo conter, no mínimo:
  - Identificação.
  - Data/hora.
  - História.
  - Exame/tratamento inicial.
  - Diagnósticos.
  - Indicação da transferência.
  - Dados vitais antes da transferência.
  - Forma de transporte (veículo).
  - Equipe de transporte.
  - Tratamento/intercorrências durante transporte.
  - Necessidade de CTI, especialistas.

- Observações (lesões ainda não diagnosticadas).
- Identificação do profissional e da unidade que recebem.
- Identificação do profissional e da unidade que encaminham.

PONTOS FUNDAMENTAIS

- Conheça a capacidade de sua unidade e da rede.
- Aplique os princípios:
  - Não causar dano adicional.
  - "O paciente certo no lugar certo, no momento certo, do jeito certo."
- Tempo é fundamental!
- Considere a segurança da equipe e do paciente.
- Planeje!
- Estimule a criação de protocolos e acordos de transferência.

Apêndice 11

Índices de Trauma Utilizados no Hospital João XXIII

"A estratégia é uma economia de forças."
Karl von Clauzewitz

Os índices de trauma foram criados para avaliar, mensurar e apontar alterações presentes no paciente traumatizado do ponto de vista fisiológico e anatômico. Possibilitam a comunicação e a troca de dados entre profissionais e instituições de maneira mais rápida. Tornam possível avaliar a performance *entre os centros de trauma e a realização de trabalhos científicos.*

ÍNDICES DE TRAUMA UTILIZADOS NO HPS JOÃO XXIII

- Escala de Coma de Glasgow – GCS.
- *Revised Trauma Score* – RTS.
- *Injury Severity Score* – ISS.
- *Abbreviated Injury Scale* – AIS-90.
- *Trauma Score – Injury Severity Score* – TRISS.
- *Penetrating Abdominal Trauma Injury* – PATI.
- O cirurgião deverá aferir a freqüência respiratória, a pressão arterial sistólica e a Escala de Coma de Glasgow de todos os pacientes vítimas de trauma admitidos no hospital.
- Toda descrição cirúrgica deverá ser realizada com base na tabela do AIS-90, que se encontra afixada no bloco cirúrgico.

- Devem-se calcular os índices de trauma para todos os pacientes internados.

ESCALA DE COMA DE GLASGOW

Parâmetro	Resposta	Pontos
Abertura ocular	Espontânea	4
	Ao comando verbal	3
	Ao estímulo doloroso	2
	Nenhuma	1
Resposta verbal	Orientado e conversando	5
	Desorientado	4
	Palavras inapropriadas	3
	Sons incompreensíveis	2
	Nenhuma	1
Resposta motora	Ao comando	6
	Localiza dor	5
	Retirada em flexão normal	4
	Postura de flexão (decorticação)	3
	Postura de extensão (descerebração)	2
	Nenhuma	1

ESCALA DE COMA DE GLASGOW MODIFICADA PARA CRIANÇAS (PEDIATRIC TRAUMA, 1993)

Parâmetro	Resposta	Pontos
Abertura ocular	Espontânea	4
	Ao comando verbal	3
	Ao estímulo doloroso	2
	Nenhuma	1
Resposta verbal	Sons apropriados, sorriso social, segue com os olhos	5
	Choro consolável	4
	Choro inconsolável, irritado	3
	Inquieto, agitado	2
	Nenhuma	1
Resposta motora	Movimentos intencionais espontâneos	6
	Retirada em flexão à dor localizada	5
	Retirada em flexão generalizada	4
	Postura de flexão (decorticação)	3
	Postura de extensão (descerebração)	2
	Nenhuma	1

REVISED TRAUMA SCORE – RTS

- Este índice de gravidade fisiológico resume a função dos sistemas circulatório, respiratório e nervoso central, sendo utilizado para triagem e avaliação prognóstica. Ele é baseado na Escala de Coma de Glasgow, na pressão arterial sistólica (PAS) e na freqüência respiratória (FR).
  - RTS = (0,9368 × ECG) + (0,7326 × PAS) + (0,2908 × FR)

Parâmetro	Valor 0	Valor 4	Valor 3	Valor 2	Valor 1	Constante	Total Valor × constante
Escala de Coma de Glasgow	13 a 15	9 a 12	6 a 8	4 a 5	≤ 3	0,9368	
Pressão sistólica	> 89	76 a 89	50 a 75	1 a 49	0	0,7326	
Freqüência respiratória	10 a 29	> 29	6 a 9	1 a 5	0	0,2908	

RTS	PS
8	0,988
7	0,969
6	0,919
5	0,807
4	0,605
3	0,361
2	0,172
1	0,071
0	0,027

Ps = probabilidade de sobrevida.

 INJURY SEVERITY SCORE – ISS

- Neste índice anatômico, o corpo humano é dividido em seis segmentos: (1) cabeça e pescoço, (2) face, (3) tórax, (4) abdome e órgãos da pelve, (5) extremidades e ossos da pelve, (6) superfície externa. Em cada um desses segmentos, a lesão presente recebe uma pontuação que varia de 1 a 6, tendo como base os critérios do AIS-90. Em cada segmento, considera-se apenas a lesão mais grave.

- O valor mínimo do ISS é 1 e o máximo, 75. Quanto maior o valor, maior será a probabilidade de óbito.
- Para seu cálculo selecionam-se os três segmentos corpóreos que apresentam as lesões mais graves e eleva-se cada um desses ao quadrado, somando-os no final: ISS = (segmento 1)^2 + (segmento 2)^2 + (segmento X)^2

ABBREVIATED INJURY SCALE – AIS-90

- Este índice anatômico contém centenas de lesões de todos os segmentos do corpo divididas pela gravidade. Ele não é utilizado isoladamente, mas é importante, pois serve de base para outros índices prognósticos (ISS).

Classificação das Lesões Vasculares Cervicais

Grau *	Lesão	AIS-90
I	Veias tireóideas	1 a 3
	Veia facial comum	
	Veia jugular externa	
	Artérias não denominadas/ramos venosos	
II	Ramos da artéria carótida externa	1 a 3
	(faríngea ascendente, tireóidea superior, lingual, facial, maxilar, occipital, auricular posterior)	
	Tronco tireocervical ou ramos primários	
	Veia jugular interna	
III	Artéria carótida externa	2 a 3
	Veia subclávia	3 a 4
	Artéria vertebral	2 a 4
IV	Artéria carótida comum	3 a 5
	Artéria subclávia	3 a 4
V	Artéria carótida interna (extracraniana)	3 a 5

* Aumente um grau para lesões múltiplas do grau III ou lesões do grau IV envolvendo > 50% da circunferência do vaso. Diminua um grau para lesões < 25% da circunferência do vaso nos graus IV e V.

ÍNDICES DE TRAUMA UTILIZADOS NO HOSPITAL JOÃO XXIII 169

Classificação das Lesões Pulmonares

Grau *	Lesão	AIS-90
I Contusão	Unilateral, < 1 lobo	3
II Contusão	Unilateral, um único lobo	3
Laceração	Pneumotórax simples	3
III Contusão	Unilateral, > 1 lobo	3
Laceração	Persistente (>72h), escape aéreo de via aérea distal	3-4
Hematoma	Intraparenquimatoso não expansivo	
IV Laceração	Escape aéreo maior (segmentar ou lobar)	4-5
Hematoma	Intraparenquimatoso expansivo	
Vascular	Ruptura de ramo primário intrapulmonar	3-5
V Vascular	Ruptura de vaso hilar	4
VI Vascular	Total, transecção incontrolável do hilo pulmonar	4

* Avance um grau para as lesões bilaterais acima do nível III. O hemotórax é classificado junto às lesões torácicas vasculares.

Classificação das Lesões da Parede Torácica

Grau	Lesão	AIS-90
I Contusão	De qualquer tamanho	1
Laceração	Pele e subcutâneo	1
Fratura	Fechada <3 arcos costais (AC); de clavícula fechada sem luxação	1-2
II Laceração	Pele, subcutâneo e músculo	1
Fratura	Fechada, ≥ 3 AC	2-3
	Clavícula aberta ou com luxação; esterno, fechada sem luxação; corpo da escápula, aberta ou fechada	2
III Laceração	De toda a parede, incluindo penetração pleural	2
Fratura	Esterno aberta ou deslocado; esterno instável	2
	Segmento instável unilateral (< 3 AC)	3-4
IV Laceração	Tórax instável unilateral (≥3 AC)	4
Fratura	Tórax instável unilateral (≥3 AC)	3-4
V Fratura	Tórax instável bilateral (≥3 AC dos dois lados)	5

* Esta classificação é restrita às lesões de parede e não tem relação com as lesões torácicas internas nem com as lesões abdominais. Não foram consideradas as diferenças entre as lesões de paredes posterior e anterior.
# Avança um grau na presença de lesões bilaterais.

Classificação das Lesões Torácicas Vasculares

Grau *	Lesão	AIS-90
I	A. ou veia intercostal	2-3
	A. ou veia mamária interna	2-3
	A. ou veia brônquica	2-3
	Veia hemiázigos	2-3
	A. ou veia não identificável	2-3
II	Veia ázigos	2-3
	V. jugular interna	2-3
	V. subclávia	3-4
	V. inominada	3-4
III	A. carótida	3-5
	A. inominada	3-4
	A. subclávia	3-4
IV	Aorta torácica descendente	4-5
	Veia cava inferior (intratorácica)	3-4
	A. pulmonar, ramo primário intraparenquimatoso	3
	V. pulmonar, ramo primário intraparenquimatoso	3
V	Aorta torácica, ascendente e arco	5
	Veia cava superior	3-4
	A. pulmonar, tronco principal	4
	V. pulmonar, tronco principal	4
VI	Transecção total incontida da aorta	5
	ou do hilo pulmonar	

* Aumente um grau caso lesões múltiplas do grau III ou IV atinjam > 50% da circunferência. Diminua um grau para lesões do grau IV e V com < 25% da circunferência.

Classificação das Lesões Cardíacas

Grau *	Lesão	AIS-90
I	Trauma cardíaco contuso com pequenas alterações no ECG (alterações inespecíficas na onda T e no segmento ST, contração atrial ou ventricular prematura, ou taquicardia sinusal persistente)	3
	Ferida pericárdica contusa ou penetrante sem lesão cardíaca, tamponamento ou herniação cardíaca	3
II	Trauma cardíaco contuso com bloqueio de ramo (D ou E, anterior E, ou atrioventricular) ou alterações isquêmicas (depressão de ST ou inversão de T) sem falência cardíaca	3
	Ferida penetrante cardíaca tangencial acima do endocárdio, mas sem extensão nele e sem tamponamento	3
III	Trauma cardíaco contuso com contrações ventriculares mantidas ($\geq$5bpm) ou multifocais	3-4
	Lesão cardíaca contusa ou penetrante com ruptura septal, incompetência da válvula pulmonar ou tricúspide, disfunção do músculo papilar, ou oclusão da artéria coronária distal sem falência cardíaca	3-4
	Laceração pericárdica contusa com herniação cardíaca	3-4
	Trauma cardíaco contuso com falência cardíaca	3-4
	Ferida penetrante cardíaca tangencial acima do endocárdio, mas sem extensão nele e com tamponamento	3
IV	Trauma cardíaco contuso ou penetrante com ruptura septal, incompetência da válvula pulmonar ou tricúspide, disfunção do músculo papilar, oclusão da artéria coronária distal, levando a falência cardíaca	3
	Trauma cardíaco contuso ou penetrante com incompetência da válvula aórtica ou mitral	3
	Trauma cardíaco contuso ou penetrante no ventrículo D, átrio D ou átrio E	5
V	Trauma cardíaco contuso ou penetrante com oclusão da artéria coronária proximal	5
	Perfuração contusa ou penetrante do ventrículo E	5
	Ferida estrelada com < 50% de perda tecidual do ventrículo D, átrio D ou átrio E	5
VI	Avulsão traumática do coração; ferida penetrante produzindo >50% de perda tecidual de uma câmara	6

* Avance um grau para feridas penetrantes múltiplas a uma única câmara ou envolvimento de múltiplas câmaras.

Classificação das Lesões Diafragmáticas

Grau*	Descrição da lesão	AIS-90
I	Contusão	2
II	Laceração ≤ 2cm	3
III	Laceração 2 a 10cm	3
IV	Laceração > 10cm com perda tecidual ≤ 25cm^2	3
V	Laceração com perda tecidual > 25cm^2	3

*Avance um grau para lesões bilaterais acima do grau III.

Classificação das Lesões do Esôfago

Grau*	Lesão	AIS-90
I	Contusão/hematoma Laceração parcial da parede	2 3
II	Laceração ≤ 50% da circunferência	4
III	Laceração > 50% da circunferência	4
IV	Perda de segmento ou desvascularização ≤ 2cm	5
V	Perda de segmento ou desvascularização >2cm	5

*Avance um grau para lesões múltiplas acima do grau III.

Classificação das Lesões Gástricas

Grau*	Lesão	AIS-90
I	Contusão ou hematoma Laceração da parede parcial	2 2
II	Laceração ≤ 2cm da junção esofagogástrica (EG) ou do piloro Laceração ≤ 5cm no terço proximal do estômago Laceração ≤ 10cm nos dois terços distais do estômago	3 3 3
III	Laceração > 2cm na junção EG ou no piloro Laceração > 5cm no terço proximal do estômago Laceração > 10cm nos dois terços distais do estômago	3 3 3
IV	Perda tecidual ou desvascularização ≤ 2/3 do estômago	4
V	Perda tecidual ou desvascularização > 2/3 do estômago	4

*Avance um grau para lesões múltiplas acima do grau III.

ÍNDICES DE TRAUMA UTILIZADOS NO HOSPITAL JOÃO XXIII · 173

Classificação das Lesões Duodenais

Grau*		Lesão⁺	AIS-90
I	Hematoma	Envolvendo uma única porção do duodeno	2
	Laceração	Parcial da parede, sem perfuração	3
II	Hematoma	Envolvendo mais de uma porção	2
	Laceração	Ruptura de < 50% da circunferência	4
III	Laceração	Ruptura de 50% a 75% da circunferência de D2	4
		Ruptura de 50% a 100% da circunferência de D1, D3, D4	4
IV	Laceração	Ruptura > 75% da circunferência de D2	5
		Comprometimento da ampola ou do colédoco distal	5
V	Laceração	Ruptura maciça do complexo duodenopancreático	5
	Vascular	Desvascularização duodenal	5

D1 = primeira porção duodenal; D2 = segunda porção duodenal; D3 = terceira porção duodenal; D4 = quarta porção duodenal.
*Avance um grau em caso de múltiplas lesões no mesmo órgão.
⁺Baseada em necropsia, laparotomia e estudo radiológico.

Classificação das Lesões Pancreáticas

Grau*		Lesão⁺	AIS-90
I	Hematoma	Contusão menor sem lesão do ducto	2
	Laceração	Superficial sem lesão do ducto	2
II	Hematoma	Contusão maior sem lesão do ducto ou perda de tecido	2
	Laceração	Maior sem lesão do ducto ou perda de tecido	3
III	Laceração	Transecção distal ou lesão parenquimatosa com lesão do ducto	3
IV	Laceração	Transecção proximal ou lesão parenquimatosa envolvendo a ampola	4
V	Laceração	Ruptura maciça da cabeça do pâncreas	5

Obs: o pâncreas proximal está à direita do paciente.
*Avance um grau para lesões múltiplas no pâncreas.
⁺Baseada em necropsia, laparotomia e o estudo radiológico.

Classificação das Lesões do Intestino Delgado

Grau*		Lesão#	AIS-90
I	Hematoma	Contusão ou hematoma sem desvascularização	2
	Laceração	Parcial da parede sem perfuração	2
II	Laceração	De < 50% da circunferência	3
III	Laceração	De ≥ 50% da circunferência sem transecção	3
IV	Laceração	Transecção do intestino delgado	4
V	Laceração	Transecção do intestino delgado com perda tecidual segmentar	4
	Vascular	Segmento desvascularizado	4

*Avance um grau para lesões múltiplas no mesmo órgão.
#Baseada em necropsia, laparotomia e estudo radiológico.

Classificação das Lesões do Cólon

Grau*		Lesão#	AIS-90
I	Hematoma	Contusão ou hematoma sem desvascularização	2
	Laceração	Parcial da parede sem perfuração	2
II	Laceração	De <50% da circunferência	3
III	Laceração	De ≥50% da circunferência sem transecção	3
IV	Laceração	Transecção do cólon	4
V	Laceração	Transecção do cólon com perda tecidual segmentar	4
	Vascular	Segmento desvascularizado	4

*Avance um grau para lesões múltiplas no mesmo órgão.
#Baseada em necropsia, laparotomia e estudo radiológico.

Classificação das Lesões Retais

Grau*		Lesão#	AIS-90
I	Hematoma	Contusão ou hematoma sem desvascularização	2
	Laceração	Parcial da parede	2
II	Laceração	De < 50% da circunferência	3
III	Laceração	De ≥50% da circunferência	4
IV	Laceração	Completa de parede, estendendo-se ao períneo	5
V	Vascular	Segmento desvascularizado	5

*Avance um grau para lesões múltiplas no mesmo órgão.
#Baseada em necropsia, laparotomia e estudo radiológico.

Classificação das Lesões Esplênicas

Grau *	Descrição da lesão	AIS-90
I	Hematoma subcapsular, cobrindo < 10% da superfície	2
	Laceração da cápsula com < 1cm de profundidade	2
II	Hematoma subcapsular cobrindo 10% a 50% da superfície, intraparenquimatoso < 5cm de diâmetro	2
	Laceração da cápsula, de 1 a 3cm de profundidade, não envolvendo vasos trabeculares	2
III	Hematoma subcapsular cobrindo >50% da superfície ou em expansão; hematoma subcapsular roto ou parenquimatoso; hematoma intraparenquimatoso com > 5cm ou em expansão	3
	Laceração > 3cm de profundidade ou envolvendo vasos trabeculares	3
IV	Laceração envolvendo vasos segmentares ou hilares, produzindo grande desvascularização (> 25% do baço)	4
V	Laceração com fragmentação completa do baço	5
	Lesão vascular do hilo que desvasculariza o órgão	5

*Avance um grau para lesões múltiplas acima do grau III.

Classificação das Lesões Hepáticas

Grau*	Descrição da lesão+	AIS-90
I	Hematoma subcapsular < 10% da superfície	2
	Laceração da cápsula, com lesão no parênquima < 1cm de profundidade	2
II	Hematoma subcapsular cobrindo 10% a 50% da superfície; hematoma intraparenquimatoso < 10cm de diâmetro	2
	Laceração capsular com 1 a 3cm de profundidade e <10cm de extensão	2
III	Hematoma subcapsular, cobrindo > 50% da superfície ou em expansão; hematoma subcapsular roto ou parenquimatoso; hematoma intraparenquimatoso > 10cm ou em expansão	3
	Laceração > 3cm de profundidade	3
IV	Destruição do parênquima (laceração) envolvendo 25% a 75% do lobo hepático ou 1 a 3 segmentos de Couinaud no mesmo lobo	4
V	Destruição do parênquima (laceração) > 75% do lobo hepático ou de mais de 3 segmentos de Couinaud no mesmo lobo	5
	Lesão venosa justaepática (cava retroepática / veias hepáticas maiores centrais)	5
	Avulsão hepática (lesão vascular)	6

*Em caso de múltiplas lesões, avance um grau acima do grau III.
+Baseada em necropsia, laparotomia ou estudo radiológico.

Classificação das Lesões Biliares Extra-hepáticas

Grau*	Lesão	AIS-90
I	Contusão/hematoma da vesícula	2
	Contusão/hematoma da tríade portal	2
II	Avulsão parcial da vesícula do leito hepático, ducto cístico intacto	2
	Laceração ou perfuração da vesícula	2
III	Avulsão completa da vesícula do leito hepático	3
	Laceração ou transecção do ducto cístico	3
IV	Laceração parcial ou completa do ducto hepático D	2-3
	Laceração completa ou parcial do ducto hepático E	2-3
	Laceração ≤50% do ducto hepático comum	3
	Laceração de ≤50% do colédoco	3
V	Transecção >50% do ducto hepático comum	4
	Transecção >50% do colédoco	4
	Lesões combinadas dos ductos hepáticos D e E	3-4
	Lesão intraduodenal ou intrapancreática do colédoco	3-4

* Avance um grau para lesões múltiplas acima do nível III.

Classificação das Lesões Adrenais

Grau*	Lesão	AIS-90
I	Contusão	1
II	Laceração envolvendo somente o córtex (<2cm)	1
III	Laceração estendendo-se até a medula (≥2cm)	2
IV	Destruição do parênquima >50%	2
V	Destruição total do parênquima (incluindo hemorragia intraparenquimatosa maciça) Avulsão do suprimento sanguíneo	3

* Avance um grau para lesões bilaterais até o grau V.

ÍNDICES DE TRAUMA UTILIZADOS NO HOSPITAL JOÃO XXIII   *177*

Classificação das Lesões Renais

Grau*		Lesão#	AIS-90
I	Contusão	Hematúria micro ou macroscópica; estudos urológicos normais	2
	Hematoma	Subcapsular não-expansivo, sem laceração do parênquima	2
II	Hematoma	Não-expansivo perirrenal confinado ao retroperitônio	2
	Laceração	Profundidade <1,0cm no parênquima do córtex renal sem extravasamento de urina	2
III	Laceração	Profundidade >1,0cm no parênquima do córtex renal sem ruptura do sistema coletor ou extravasamento de urina	3
IV	Laceração	Do parênquima, estendendo-se através do córtex, da medula e do sistema coletor	4
	Vascular	Lesão da artéria ou da veia renal com hemorragia controlada	4
V	Laceração	Completa do rim	5
	Vascular	Avulsão do hilo renal com desvascularização do rim	5

*Avance um grau para as lesões múltiplas no mesmo órgão.
#Baseada em necropsia, laparotomia e estudos radiológicos.

Classificação das Lesões da Bexiga

Grau*		Lesão	AIS-90
I	Hematoma	Contusão, hematoma intramural	2
	Laceração	Parcial da parede	3
II	Laceração	Da parede extraperitoneal <2cm	4
III	Laceração	Da parede extraperitoneal >2cm ou da parede intraperitoneal <2cm	4
IV	Laceração	Da parede intraperitoneal >2cm	4
V	Laceração	Da parede intra ou extraperitoneal, estendendo-se até o colo da bexiga ou até o orifício ureteral	4

*Avance um grau na presença de múltiplas lesões.

Classificação das Lesões Ureterais

Grau*		Lesão	AIS-90
I	Hematoma	Contusão com hematoma sem desvascularização	2
II	Laceração	<50% de transecção	2
III	Laceração	>50% de transecção	3
IV	Laceração	Transecção completa com 2cm de desvascularização	3
V	Laceração	Avulsão com >2cm de desvascularização	3

*Avance um grau para lesões bilaterais acima do grau III.

Classificação das Lesões Uretrais

Grau*	Lesão	AIS-90
I Contusão	Sangue no meato uretral; uretrografia normal	2
II Estiramento	Alongamento da uretra sem extravasamento na uretrografia (URT)	2
III Ruptura parcial	Extravasamento do contraste na URT no local da lesão com visualização do contraste na bexiga	2
IV Ruptura completa	Extravasamento do contraste no local da lesão sem visualização da bexiga; distância entre os cotos uretrais <2cm	3
V Ruptura completa	Distância entre os cotos uretrais >2cm ou extensão para a próstata ou para vagina	4

*Avance um grau para lesões bilaterais acima do grau III.

Classificação das Lesões de Útero (Não-gravídico)

Grau*	Lesão	AIS-90
I	Contusão/hematoma	2
II	Laceração superficial ≤1cm	2
III	Laceração profunda >1cm	3
IV	Laceração envolvendo a artéria uterina	3
V	Avulsão/desvascularização	3

* Avance um grau para lesões múltiplas do grau III.

Classificação das Lesões de Útero (Gravídico)

Grau*	Lesão	AIS-90
I	Contusão/hematoma (sem lesão da placenta)	2
II	Laceração superficial (≤1cm) ou lesão parcial da placenta <25%	3
III	Laceração profunda (>1cm) ocorrendo a partir do segundo trimestre ou lesão placentária entre 25% e 50%	3
	Laceração profunda (>1cm) no terceiro trimestre	4
IV	Laceração envolvendo a artéria uterina	4
	Laceração profunda (>1cm) com >50% de lesão placentária	4
V	Ruptura uterina:	
	• segundo trimestre	4
	• terceiro trimestre	5
	Lesão completa da placenta	4-5

*Avance um grau para lesões múltiplas acima do grau III.

ÍNDICES DE TRAUMA UTILIZADOS NO HOSPITAL JOÃO XXIII **179**

Classificação das Lesões do Ovário

Grau*	Lesão	AIS-90
I	Contusão/hematoma	1
II	Laceração superficial com profundidade ≤0,5cm	2
III	Laceração profunda >0,5cm	3
IV	Ruptura parcial do fluxo sanguíneo	3
V	Avulsão ou destruição completa do parênquima	3

*Avance um grau para lesões bilaterais acima do grau III.

Classificação das Lesões de Trompa

Grau*	Lesão	AIS-90
I	Contusão/hematoma	2
II	Laceração ≤50% da circunferência	2
III	Laceração >50% da circunferência	2
IV	Transecção	2
V	Lesão vascular – desvascularização de um segmento	2

*Avance um grau para lesões bilaterais acima do grau III.

Classificação das Lesões da Vagina

Grau*	Lesão	AIS-90
I	Contusão/hematoma	1
II	Laceração superficial – somente mucosa	1
III	Laceração profunda, atingindo músculo/tecido gorduroso	2
IV	Laceração complexa, dentro da cérvice ou até peritônio	3
V	Lesão de órgãos adjacentes (ânus/reto/uretra/bexiga)	3

*Avance um grau para lesões bilaterais acima do grau III.

Classificação das Lesões de Vulva

Grau*	Lesão	AIS-90
I	Contusão/hematoma	1
II	Laceração superficial somente de pele	1
III	Laceração profunda, atingindo tecido subcutâneo/músculo	2
IV	Avulsão – pele, tecido subcutâneo, músculo	3
V	Lesão de órgãos adjacentes (ânus/uretra/reto/bexiga)	3

*Avance um grau para lesões bilaterais acima do grau III.

Classificação das Lesões do Pênis

Grau*	Lesão	AIS-90
I	Laceração cutânea/contusão	1
II	Laceração da fáscia de Buck (cavernoso) sem perda tecidual	1
III	Avulsão cutânea Laceração através da glande/meato Defeito cavernoso ou uretral <2cm	3
IV	Penectomia parcial Defeito cavernoso ou uretral >2cm	3
V	Penectomia total	3

* Avance um grau para lesões múltiplas acima do grau III.

Classificação das Lesões do Testículo

Grau*	Lesão	AIS-90
I	Contusão/hematoma	1
II	Laceração subclínica da túnica albugínea	1
III	Laceração da túnica albugínea com <50% de perda do parênquima	2
IV	Laceração maior da túnica albugínea com >50% de perda do parênquima	2
V	Destruição total ou avulsão testicular	2

* Avance um grau para lesões bilaterais até o grau V.

ÍNDICES DE TRAUMA UTILIZADOS NO HOSPITAL JOÃO XXIII 181

Classificação das Lesões do Escroto

Grau*	Lesão	AIS-90
I	Contusão	1
II	Laceração <25% do diâmetro escrotal	1
III	Laceração ≥25% do diâmetro escrotal ou estrelada	2
IV	Avulsão <50%	2
V	Avulsão ≥50%	2

Classificação das Lesões Vasculares Abdominais

Grau*	Lesão	AIS-90
I	Ramo da arcada a. mesentérica superior ou ramos da v. mesentérica superior. Ramo da arcada a. mesentérica inferior ou ramos da v. mesentérica inferior A.ou v. frênica; a. ou v. lombar; a. ou v. gonadal; a. ou v. ovariana Outras pequenas artérias ou veias que necessitam ligadura	NS
II	A. hepática comum, direita ou esquerda; a. ou v. esplênica A.gástrica direita ou esquerda; a. gastroduodenal A. mesentérica inferior (tronco) ou v. mesentérica inferior (tronco) Ramos primários da a.mesentérica (p. ex., a. ileocólica) ou v. mesentérica Outros vasos abdominais identificáveis que necessitam ligadura/reparo	3
III	V. mesentérica superior, tronco; a. ou v. renal; a. ou v. ilíaca; a. ou v. hipogástrica; v. cava infra-renal	3
IV	A. mesentérica superior, tronco	3
	Tronco celíaco	3
	Veia cava, supra-renal e infra-hepática	3
	Aorta, infra-renal	4
V	V. porta	3
	V. hepática fora do parênquima	3-5
	V. cava, retro-hepática ou supra-hepática	5
	Aorta, supra-renal, subdiafragmática	4

Obs: esta classificação é aplicada às lesões vasculares extra-hepáticas. Se a lesão no vaso estiver dentro (2cm) do parênquima do órgão, ela deve ser classificada como do órgão.
* Avance um grau para lesões múltiplas do grau III ou IV envolvendo >50% da circunferência do vaso. Desça um grau se a lesão for <25% da circunferência do vaso nos graus IV e V.

Classificação das Lesões de Coluna Cervical

Lesão	AIS-90
Lesão medular transitória	3
Lesão medular incompleta	4
Lesão medular completa abaixo de C4	5
Lesão medular completa de C1, C2 ou C3	6
Subluxação sem fratura	2
Fratura do processo espinhoso ou transverso	2
Fratura do corpo vertebral	3

Classificação das Lesões Cervicais

Lesão	AIS-90
Contusão de laringe	2
Perfuração de laringe	3
Perfuração de laringe com lesão da corda vocal	4
Lesão grave de laringe	5
Perfuração de faringe	4
Destruição de faringe	5
Perfuração ou fratura da traquéia	4
Avulsão, ruptura ou transecção da traquéia	5

Classificação das Lesões de Face

Lesão	AIS-90
Lesão superficial	1
Lesão com perda de tecido ou >20% do volume de sangue	3
Fratura de nariz ou mandíbula sem exposição	1
Fratura de nariz ou mandíbula com exposição	2
Le-Fort I e II	2
Le-Fort III	3

Classificação das Lesões do Crânio

Lesão	AIS-90
Abrasão	1
Laceração superficial	1
Laceração >10cm ou avulsão significativa	2
Laceração ou avulsão com perda de >20% do volume	3
Grande destruição de crânio e cérebro	6
Contusão cerebral pequena	3
Contusão cerebral média	4
Contusão cerebral extensa	5
Lesão axonal difusa	5
Hematoma extradural pequeno	4
Hematoma extradural moderado ou grande	5
Hematoma subdural pequeno	4
Hematoma subdural moderado ou grande	5
Brain-swelling pequeno	3
Brain-swelling moderado	4
Brain-swelling grande	5
Edema cerebral pequeno	3
Edema cerebral moderado	4
Edema cerebral grande	5
Hemorragia intraventricular	4
Hemorragia subaracnóidea	3
Pneumoencéfalo	3
Lesão penetrante	5
Fratura de base	3
Outras fraturas	3

Classificação das Fraturas de Pelve

Lesão	AIS-90
Fratura simples fechada	2
Fratura simples exposta, com desvio ou cominutiva	3
Fratura com deformação com pequena perda de sangue	4
Fratura com perda volêmica com repercussão	5
Disjunção da sínfise púbica	3

Classificação das Lesões do Membro Superior

Lesão	AIS-90
Luxação acromioclavicular	2
Fratura de antebraço	2
Fratura de carpo ou metacarpo	2
Fratura exposta de úmero	3
Fratura fechada de úmero	2
Fratura simples de rádio ou ulna	2
Fratura complexa ou exposta de rádio ou ulna	3
Lesão da artéria ou veia axilar	3
Lesão da a. ou da v. braquial	3
Lesão da a. ulnar ou da a. radial	3
Lesão simples de partes moles	1
Lesão grave de partes moles	3

Classificação das Lesões Vasculares Periféricas

Grau	Lesão	AIS-90
I	Artéria/veia digital	1-3
	Artéria/veia palmar	1-3
	Artéria/veia palmar profunda	1-3
	Artéria/veia plantar	1-3
	Ramos arteriais e venosos não denominados	1-3
II	Veia basílica/cefálica	1-3
	Veia safena	1-3
	Artéria radial	1-3
	Artéria ulnar	1-3
III	Veia axilar	2-3
	Veia femoral superficial/profunda	2-3
	Veia poplítea	2-3
	Artéria braquial	2-3
	Artéria tibial anterior	1-3
	Artéria tibial posterior	1-3
	Artéria peroneal	1-3
	Tronco tibiofibular	2-3
IV	Artéria femoral superficial/profunda	3-4
	Artéria poplítea	2-3
V	Artéria axilar	2-3
	Artéria femoral comum	3-4

Classificação das Lesões do Membro Inferior

Lesão	AIS-90
Fratura de fíbula	2
Fratura de fêmur	3
Fratura de tíbia fechada	2
Fratura exposta de fíbula	3
Fratura de joelho	2
Pequena lesão da artéria femoral	3
Ruptura, transecção ou perda de substância da a. femoral	4
Lesão da v. femoral	3
Lesão da a. ou v. poplítea	3
Amputação traumática abaixo do joelho	3
Amputação traumática acima do joelho	4
Esmagamento atingindo músculos e ossos	3
Síndrome de compartimento	2
Ferida simples	1
Ferida complexa atingindo músculos	2

Classificação das Queimaduras

Lesão	AIS-90
Queimadura elétrica	2
Queimadura elétrica com lesão muscular	3
Queimadura elétrica com parada cardíaca	4
Lesão inalatória pequena	3
Lesão inalatória moderada	4
Lesão inalatória grave	5
De 1° grau em > 1 ano ou 2° grau < 10% SCQ	1
De 2° ou 3° grau entre 10% e 19% de SCQ	2
De face, mão ou genitália e entre 20% e 29% SCQ	3
Entre 30% e 39% de SCQ	4
Entre 40% e 89% de SCQ	5
$\geq$ 90% SCQ	6

TRAUMA SCORE – INJURY SEVERITY SCORE – TRISS

- É um índice misto, ou seja, combina índice fisiológico (RTS), índice anatômico (ISS), a idade do paciente e o tipo de traumatismo (fechado ou penetrante). É utilizado para avaliar a probabilidade de sobrevida.
- Os valores estão alinhados tanto na horizontal como na vertical. Na tabela, observe que os valores referentes ao ISS para traumatismo penetrante se alinham com as letras w e y, e os valores do ISS para traumatismo contuso se alinham com as letras z e x.
- Já nas linhas verticais (laterais), os valores do RTS à esquerda (idade ≤ 54 anos) se alinham com as letras z e w, e os valores do RTS à direita (idade > 54 anos) se alinham com as letras x e y.
  - Para pacientes com 54 anos ou menos, use o RTS da coluna esquerda.
  - Para pacientes com mais de 54 anos, use o RTS da coluna direita.
  - Para traumatismo contuso, use os valores da parte de baixo da escala (itálico).
  - Para traumatismos penetrantes, use os valores da parte de cima da escala (negrito).
- Para achar o valor :
  - determine a idade e escolha a coluna da direita ou da esquerda;
  - determine o RTS e marque a coluna na lateral;
  - determine o tipo de traumatismo (contuso ou penetrante) e ache o ISS correspondente;
  - cruze as linhas e este será o valor da probabilidade de sobrevivência (Ps).
  - Exemplo: paciente com 65 anos (coluna da direita), traumatismo contuso, com RTS de 6,5 e ISS de 35, tem uma probabilidade de sobrevida de 58%.

APÊNDICE 11

≤54 RTS	5	10	15	20	25	30	35	40	45	50	55	60	65	70	75	>54 RTS
1.0																1.0
1.5																1.5
2.0																2.0
2.5																2.5
3.0																3.0
3.5																3.5
4.0																4.0
4.5																4.5
5.0																5.0
5.5																5.5
6.0																6.0
6.5								z w / x y								6.5
7.0																7.0
7.5																7.5
8.0																8.0
	5	10	15	20	25	30	35	40	45	50	55	60	65	70	75	

ISS TRAUMATISMO PENETRANTE (topo)
ISS TRAUMATISMO CONTUSO (base)

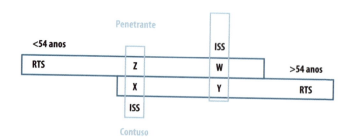

ISS TRAUMATISMO PENETRANTE (valor superior) / **ISS TRAUMATISMO CONTUSO** (valor inferior)

≤54 RTS	5	10	15	20	25	30	35	40	45	50	55	60	65	70	75	RTS
1.0	33.45 / 07.05	25.27 / 05.03	19.15 / 03.01	14.08 / 02.01	10.04 / 02.00	07.02 / 01.00	05.01 / 01.00	03.00 / 01.00	02.00 / 00.00	02.00 / 00.00	01.00 / 00.00	01.00 / 00.00	01.00 / 00.00	00.00 / 00.00	00.00 / 00.00	1.0
1.5	44.59 / 11.09	35.40 / 08.04	27.24 / 05.02	20.13 / 04.01	15.06 / 03.01	11.03 / 02.00	07.02 / 01.00	05.01 / 01.00	04.00 / 01.00	03.00 / 00.00	02.00 / 00.00	01.00 / 00.00	01.00 / 00.00	00.00 / 00.00	00.00 / 00.00	1.5
2.0	56.72 / 16.15	47.54 / 12.08	37.36 / 08.04	29.21 / 06.02	22.11 / 04.01	16.05 / 03.00	11.03 / 02.00	08.01 / 01.00	06.01 / 01.00	04.00 / 01.00	03.00 / 00.00	02.00 / 00.00	01.00 / 00.00	00.00 / 00.00	01.00 / 00.00	2.0
2.5	67.82 / 24.24	59.68 / 17.13	49.50 / 13.06	40.32 / 09.03	30.18 / 06.02	23.09 / 04.01	17.05 / 03.00	12.02 / 02.00	09.01 / 01.00	06.01 / 01.00	04.00 / 00.00	03.00 / 00.00	02.00 / 00.00	01.00 / 00.00	01.00 / 00.00	2.5
3.0	77.89 / 33.35	69.79 / 25.21	61.64 / 19.11	51.45 / 14.05	42.28 / 10.03	33.15 / 07.01	25.08 / 05.01	19.04 / 03.00	13.02 / 02.00	10.01 / 02.00	07.00 / 01.00	05.00 / 00.00	03.00 / 00.00	02.00 / 00.00	02.00 / 00.00	3.0
3.5	84.93 / 45.49	79.87 / 35.31	71.76 / 27.18	63.59 / 20.09	54.40 / 15.05	44.24 / 11.02	35.13 / 07.01	27.07 / 05.01	20.03 / 04.00	15.02 / 03.00	10.01 / 02.00	07.00 / 01.00	05.00 / 01.00	04.00 / 01.00	02.00 / 00.00	3.5
4.0	90.96 / 55.63	86.92 / 47.45	80.85 / 37.27	73.72 / 29.15	65.55 / 22.08	56.36 / 16.04	46.21 / 11.02	37.11 / 08.01	29.06 / 06.00	22.03 / 04.00	16.01 / 03.00	11.01 / 02.00	08.00 / 01.00	06.00 / 01.00	04.00 / 01.00	4.0
4.5	93.98 / 68.75	91.92 / 59.58	87.91 / 49.40	82.82 / 40.24	75.68 / 31.13	67.50 / 23.06	58.32 / 17.03	49.18 / 12.02	39.09 / 09.01	31.05 / 06.00	23.02 / 04.00	17.01 / 03.00	12.01 / 02.00	09.00 / 01.00	06.00 / 01.00	4.5
5.0	96.99 / 77.84	94.97 / 70.72	91.95 / 61.54	88.89 / 51.36	83.79 / 42.21	77.63 / 33.11	69.45 / 25.05	61.28 / 19.03	51.15 / 13.01	42.08 / 10.01	33.04 / 07.00	25.02 / 05.00	18.01 / 03.00	13.00 / 02.00	09.00 / 02.00	5.0
5.5	97.99 / 84.91	96.99 / 79.82	94.97 / 72.68	92.93 / 63.50	89.87 / 54.32	84.76 / 44.18	78.59 / 35.09	71.41 / 27.05	63.24 / 20.02	53.13 / 15.01	44.07 / 10.01	35.03 / 07.00	27.02 / 05.00	20.01 / 04.00	14.00 / 02.00	5.5
6.0	98.99 / 90.94	98.99 / 86.89	96.98 / 80.79	95.96 / 73.64	93.92 / 65.45	90.85 / 56.28	85.72 / 47.15	80.55 / 37.08	73.36 / 29.04	65.21 / 22.02	56.11 / 16.01	46.06 / 11.00	37.03 / 08.00	28.01 / 06.00	21.01 / 04.00	6.0
6.5	99.99 / 93.97	99.99 / 91.93	98.99 / 87.87	97.98 / 82.76	95.95 / 75.59	93.91 / 67.40	90.82 / 58.24	87.68 / 49.13	81.50 / 39.07	75.32 / 31.03	67.18 / 23.02	58.09 / 17.01	48.05 / 12.00	39.02 / 09.00	30.01 / 06.00	6.5
7.0	99.99 / 96.98	99.99 / 94.96	99.99 / 91.92	98.99 / 88.85	97.97 / 83.72	96.95 / 77.55	94.89 / 69.36	91.79 / 61.21	88.65 / 51.11	83.46 / 42.06	77.28 / 33.03	69.16 / 25.01	60.08 / 18.01	51.04 / 13.00	41.02 / 10.00	7.0
7.5	99.99 / 97.99	99.99 / 96.98	99.99 / 94.95	99.99 / 92.91	98.99 / 89.82	97.97 / 84.68	96.94 / 78.50	94.87 / 71.32	92.76 / 63.18	89.60 / 54.09	84.41 / 44.05	78.25 / 35.02	71.13 / 27.01	62.07 / 20.01	53.03 / 14.00	7.5
8.0	99.99 / 98.99	99.99 / 98.99	99.99 / 97.97	99.99 / 95.95	99.99 / 93.89	98.98 / 90.79	98.96 / 85.64	97.92 / 80.45	95.85 / 73.28	93.72 / 65.15	89.55 / 56.08	85.37 / 46.04	80.21 / 37.02	73.11 / 29.01	65.06 / 21.00	8.0

PENETRATING ABDOMINAL INJURY – PATI

- Criado por Moore e cols. (1981), é um método de quantificação do risco de complicação para os traumatismos abdominais penetrantes. A lesão de cada órgão é estimada por uma modificação do AIS (90):
  - mínima;
  - pequena;
  - moderada;
  - maior;
  - máxima.
- A soma dos escores individuais de cada órgão lesado é o valor do PATI.

Órgão lesado	Fator de risco	Escore
Duodeno	5	1 – parede simples 2 – ≤25% da parede 3 – >25% da parede 4 – parede duodenal e vascularização 5 – pancreticoduodenectomia
Pâncreas	5	1 – tangencial 2 – transfixante com ducto intacto 3 – desbridamento maior ou lesão distal do ducto 4 – lesão proximal do ducto 5 – pancreticoduodenectomia
Fígado	4	1 – sem sangramento periférico 2 – sangrando, central, ou desbridamento pequeno 3 – desbridamento maior ou ligadura da artéria hepática 4 – lobectomia 5 – lobectomia com reparo da cava ou desbridamento bilobar extensivo
Intestino grosso	4	1 – serosa 2 – parede simples 3 – ≤25% da parede 4 – >25% da parede 5 – parede do cólon e vascularização
Vasos maiores	4	1 – ≤25% da parede 2 – >25% da parede 3 – Transecção completa 4 – interposição ou *bypass* 5 – ligadura

Órgão lesado	Fator de risco	Escore
Baço	3	1 – sem sangramento 2 – cauterizado ou com agente hemostático 3 – desbridamento menor ou suturado 4 – ressecção parcial 5 – esplenectomia
Rim	3	1 – sem sangramento 2 – desbridamento menor ou suturado 3 – desbridamento maior 4 – pedículo ou cálice maior 5 – nefrectomia
Árvore biliar extra-hepática	3	1 – contusão 2 – colecistectomia 3 – ≤25% do colédoco 4 – >25% do colédoco 5 – reconstrução biliar entérica
Intestino delgado	2	1 – parede simples 2 – transfixante 3 – ≤25% da parede ou 2 a 3 lesões 4 – >25% da parede ou 4 a 5 lesões 5 – parede e vascularização ou mais de 5 lesões
Estômago	2	1 – parede simples 2 – transfixante 3 – desbridamento menor 4 – ressecção do corpo 5 – >35% de ressecção
Ureter	2	1 – contusão 2 – laceração 3 – desbridamento menor 4 – ressecção segmentar 5 – reconstrução
Bexiga	1	1 – parede simples 2 – transfixante 3 – desbridamento 4 – ressecção do corpo 5 – reconstrução
Ossos	1	1 – periósteo 2 – córtex 3 – transfixante 4 – intra-articular 5 – perda de tecido ósseo maior
Vasos menores	1	1 – hematoma pequeno sem sangramento 2 – hematoma grande sem sangramento 3 – suturado 4 – ligadura dos vasos isolados 5 – ligadura de vasos específicos

- O PATI é calculado pela soma dos escores:
  - órgão 1 = fator de risco × lesão estimada = escore 1;
  - órgão 2 = fator de risco × lesão estimada = escore 2;
  - órgão 3 = fator de risco × lesão estimada = escore 3.
- O índice de complicações aumenta muito com o PATI >25. Quando o PATI é ≤25, o índice de morbidade para lesões por arma branca ou por tiro é de 5% e 7%, respectivamente. Em contraste, quando o PATI é >25, o índice de complicações é de 50% (arma branca) e 46% (tiro).

Índice Remissivo

A

Abbreviated injury scale, 168
ABCDE do trauma, 3
Acesso(s)
- profundos, contra-indicações, 144
- supra-escapular, 43
- vasculares em pediatria, 141-146
- venoso(s)
- - intra-ósseo, 142
- - periféricos, 141
- - por punção, 143
Acidentes de transporte, 128
Ácidos cáusticos, 47
Acidose, 78
AIS, ver *Abbreviated injury scale*
  Alargamento de
  mediastino, 33-35
Álcalis cáusticos, 47
Alcalose, 24
Ambu, 7
American Heart Association, 130
Antibioticoprofilaxia no trauma,
  151-154
- doses em crianças, 153
- escolha da droga, 152
- momento da administração, 151
- orientações
- - gerais, 152
- - na prescrição, 152

- traumatismo abdominal
- - com perfuração de alça, 154
- - sem perfuração de alça, 154
Apnéia do sono, 9
Ar retrofaríngeo, 15
Arma
- branca
- - lesão abdominal por, 57
- - taumatismo abdominal por, 57
- de fogo
- - ferimento por, cuidados, 55
- - projétil de, 53
Artéria(s)
- carótida interna, trombose, 14
- vertebral, lesão da, 14
Atropelamentos, 127
Assistência respiratória, 9
ATLS, preceitos, 63
Autotransfusão, 22, 125-126
- complicações, 126
- indicações, 123
- manejo, 125

B

Bexiga, lesões das, classificação, 177
Bulbo de jugular, cateter em, 145

C

Cânula de Guedel, 7
Cateter em bulbo de jugular, 145

Cateterismo da veia umbilical, 142
Cáustico, definição, 47
Cervicotomia, 43
Choque hipovolêmico, traumatismo
  com, fluxograma, 79
Choque, 129
Cianose, 24
Cirurgia(s)
- para controle do dano, 77-79
- - indicações, 77
- - tríade letal, 78
Cistostomia suprapúbica, 111
Classificação
- das lesões
- - adrenais, 176
- - biliares extra-hepáticas, 176
- - cardíacas, 171
- - cervicais, 182
- - da bexiga, 177
- - da face, 182
- - da parede torácica, 169
- - de coluna cervical, 182
- - de trompa, 179
- - de útero, 178
- - de vagina, 179
- - de vulga, 180
- - diafragmáticas, 172
- - do cólon, 174
- - do crânio, 183

193

194 ÍNDICE REMISSIVO

- - do escroto, 181
- - do esôfago, 172
- - do intestino grosso, 174
- - do membro superior, 184
- - do ovário, 179
- - do testículo, 180
- - duodenais, 173
- - esplênicas, 175
- - gástricas, 172
- - hepáticas, 175
- - pancreáticas, 173
- - pulmonares, 169
- - renais, 177
- - retais, 174
- - torácicas vasculares, 170
- - ureterais, 177
- - uretrais, 178
- - vasculares
- - - abdominais, 181
- - - cervicais, 168
- - - periféricas, 185
- de fraturas de pelve, 184
- de Zargar, 49
Coagulopatia, 78
Colangiografia operatória, 69
Colédoco, lesão do, 69
Cólon
- hematoma mural de, 63
- lesão de
- - classificação, 174
- - fluxograma, 118
- traumatismo do, 63
Coluna cervical, 14
- classificação das lesões da, 182
Combitube, 7
Contusão pulmonar, 21
- à direita, tomografia
    computadorizada, 25
- fluxograma, 27
Crânio, classificação das lesões
    do, 183
Crepitação, 15
Criança(s)
- antibioticoprofilaxia no trauma, doses
    em, 153
- atendimento da, cálculos
    práticos, 130
- em parada
    cardiorrespiratória, 129
- intubação em, 132
- traumatismo cranioencefálico na,
    137-139

- traumatismo na criança, diretrizes para
    o atendimento, 127-135
- vias aéreas em, manutenção das, 131
Cricotireoidostomia, 7, 131

D
Dano
- controle do
- - cirurgia para, 77-79
- - laparostomia com fechamento
    alternativo para, 77
- - situações prováveis para, 78
Decanulação, 9
Disfagia, 15
Disfonia, 15
Disfunção erétil, 110
Dispnéia, 24
Dissecção
- arterial, 146
- venosa, 144
Drenagem pleural, 22
Dreno de Kehr, 68
Ductos hepáticos, lesões dos, 68

E
Emergência
- esternotomia de, 43
- laparotomia de, 43
- medicamentos em, doses
    pediátricas, 139
- toracotomia de, 43
Endoscopia digestiva alta, 49
Enfermaria, intercorrências graves na,
    123-124
Enfisema subcutâneo, 15
Epicutâneo, 143
Equimose no flanco, 101
Escala(s)
- de coma de Glasgow, 166
- - modificada para crianças, 166
Escroto, classificação das lesões
    do, 181
Esculápio, o nascimento de, 74
Esôfago, lesões cáusticas do, 47-51
Estenose, 110
Esternotomia de emergência, 43
Estridor, 15

F
Face, classificação das lesões da, 182
FAST (*Focused assessment with
    sonogaphy for trauma*), 58, 62

Flanco
- equimose no, 101
- lesão penetrante em, 102
- massa palpável em, 102
Fluxograma
- alargamento do mediastino, 35
- autotransfusão, 126
- contusão pulmonar, 27
- do atendimento ao
    politraumatizado, 3, 4
- em traumatismo cervical, 18
- hemotórax, 27
- - agudo penetrante, 39
- ingestão cáustica, 51
- lesão
- - de via biliar extra-hepática com
    estabilidade hemodinâmica, 70
- - hepática
- - - graus I e III, 85
- - - graus IV e V, 86
- paciente com hipertensão
    abdominal, 99
- parada cardiorrespiratória ou
    choque, 124
- pneumotórax, 26
- priapismo, 150
- traumatismo
- - abdominal
- - - fechado, 64, 65, 84
- - - na gestante, 75
- - - por arma banca, 59
- - contuso, 27
- - penetrante toracoabdominal à
    direita, 56
- - torácico contuso, 26
- - transfixante do mediastino, 31
Fratura(s)
- de arcos costais inferiores, 101
- de pelve, classificação, 184
- pélvica complexa,
    radiografia, 113

G
Gestante
- traumatismo abdominal na, 73-75
- - contuso, 73
- - fluxograma, 75
- - penetrante, 73
- - tratamento, 74

H
Hematoma mural de cólon, 63
Hematúria, 102
Hemoptise, 15, 24

ÍNDICE REMISSIVO 195

Hemotórax, 21
- agudo, 22
- fluxograma, 27
- pequeno, 23
- retido, 37-39
- - diagnóstico, 37
- - tratamento, 38
Hidróxido de sódio, 47
Hipertensão abdominal
- fatores de risco, 94
- paciente com, fluxograma, 99
Hiperventilação, 24
Hipotensão, 24
Hipotermia, 78

I

In extremis, atendimento de
        paciente, 41
Incisões específicas, 43
Índices de trauma utilizados no Hospital
        João XXIII, 165-192
Infiltrados alveolares, 25
Ingestão cáustica, fluxograma, 51
Inguinotomia, 43
Injury severity score (ISS), 167
- traumatismo penetrante, 188
Intercorrências graves na enfermaria,
        123-124
Intestino delgado, classificação das
        lesões do, 174
Intracath, 143
Intubação
- em crianças, 132
- em paciente traumatizado, 5
- orotraqueal, 131
- retrógrada, 7
- seqüência para, 7
ISS, ver *Injury severity score*

L

Laparotomia de, 43
Lavado peritoneal diagnóstico, 62
Lesão(ões)
- abdominal por arma branca, 57
- adrenais, classificação, 176
- biliares extra-hepáticas,
        classificação, 176
- cardíacas, classificação, 171
- cáusticas do esôfago, 47-51
- - classificação endoscópica, 50
- - definições, 47
- - diagnóstico, 49

- - endoscopia digestiva alta
- - - contra-indicações, 49
- - - indicações, 49
- - gravidade, fatores que
        influenciam, 48
- - tratamento, 50
- - - tardio, 50
- cervicais, 13
- - estratificação dos pacientes com, 15
- complexas, 69
- da artéria vertebral, 14
- da bexiga, classificação, 177
- da carótida, 14
- da parede torácica, classificação, 169
- da vagina, classificação, 179
- da vesícula biliar, 68
- de cólon e reto, manejo das, 117-119
- - diagnóstico, 117
- - fluxograma, 118, 119
- - tratamento, 118
- de trompa, classificação, 179
- de vias biliares extra-hepáticas, 67-70
- - com estabilidade hemodinâmica,
        fluxograma, 70
- - tratamento, 68
- de vulva, classificação, 180
- diafragmática
- - classificação, 172
- - visão laparoscópica, 71
- do colédoco, 69
- do escroto, classificação, 181
- do esôfago, classificação, 172
- do hepático comum, 68
- do intestino delgado, classificação, 174
- do ovário, classificação, 179
- do pênis, classificação, 180
- do testículo, classificação, 180
- do útero
- - gravídico, classificação, 178
- dos ductos hepáticos, 68
- ductais, 67
- duodenais, classificação, 173
- esplênicas, classificação, 175
- gástricas, classificação, 172
- hepática
- - características, 54
- - classificação, 175
- - grau III, tomografia
        computadorizada, 81
- - por projétil de arma de fogo,
        tomografia computadorizada, 54
- - tratamento não-operatório da, 81-86
- - - critérios, 83

- - - estado atual, 83
- - - histórico, 82
- - - riscos, 82
- na região lombar, 102
- no hipocôndrio, 102
- pancreáticas, classificação, 173
- pélvica associada, pacientes com, 63
- pulmonares, classificação, 169
- renais, classificação, 177
- retais, classificação, 174
- torácicas vasculares, classificação, 170
- ureteral
- - classificação, 177
- - suspeita, fluxograma, 107
- uretrais, classificação, 178
- vasculares
- - abdominais, classificação, 181
- - cervicais, classificação, 168
- - periféricas, classificação, 185
Loja renal, exploração da, 102

M

Massa palpável em flanco, 102
Mediastino
- alargamento de, 33-35
- - diagnóstico, 34
- - etiologia, 33
- - fluxograma, 35
- - radiografia de tórax mostrando, 34
- traumatismo transfixante de, 29-31
Medicamentos em emergências, doses
        pediátricas, 139
Membro(s)
- inferior, classificação das lesões
        do, 186
- superior, classificação das lesões
        dos, 184

O

Obstrução alta de vias aéreas, 9
Ovário, classificação de lesões do, 179

P

Paciente *in extremis*, definição, 42
Parada cardiorrespiratória
- crianças em, 129
- fatores de risco para, 129
- ou choque, fluxograma, 124
PATI, ver *Penetraqting abdominal injury*
Peça cirúrgica de esofagogastrectomia
        por lesão cáustica, 48
- aberta, 48

ÍNDICE REMISSIVO

Pediatria, acessos vasculares em, 141-146
Pelve, fraturas de, classificação, 184
Penetrating abdominal injury (PATI), 190
Pênis, classificação das lesões do, 180
Pleuroscopia, 38
Pneumomediastino, 15
Pneumotórax, 21
- à esquerda, radiografia de tórax, 21
- fluxograma, 26
- hipertensivo, 24
Politraumatizado(s)
- atendimento ao, fluxograma, 3-4
- - avaliação, 3
- - exames, 4
- sala
- - de apoio ao paciente traumatizado, 4
- - de atendimento, 3
Priapismo, 147-150
- avaliação do paciente, 148
- definição, 147
- exames complementares, 148
- fluxograma, 150
- isquêmico, 147
- não-isquêmico, 147
- tipos, 147
- tratamento, 148
Processo transverso da coluna
    lombar, 101
Protocolo onda vermelha, 41
- para o atendimento de paciente *in
    extremis*, 41-45
- - definições, 42
- - logística, 42
- - objetivos, 41
Punção
- acesso venoso por, 143
- arteriais, 145
- central, complicações, 144
- periférica, instalação de cateter central
    através de, 143

Q
Quedas, 128
Queimaduras, classificação das, 186

R
Reanimação
- cardiopulmonar, 7
- toracotomia de, 43
- volêmica agressiva, 25
Reto, lesão de, fluxograma, 119
Revised trauma score (RTS), 167
RTS, ver Revised trauma score

S
Sala(s)
- de apoio ao paciente traumatizado, 4
- - contra-indicações para admissão, 159
- - coordenador da, função, 159
- - critérios para admissão na, 159
- - - por ordem de prioridade, 160
- - espaço físico, 157
- - funcionamento, 158
- de apoio ao traumatizado, 157-160
- de atendimento a politraumatizados, 3
- de emergência, via aérea definitiva
    em, 5-8
- - pontos-chave, 5
- - seqüência para intubação, 7
Sinal(is)
- de lesão
- - da via respiratória, 15
- - do sistema digestório, 15
- - vascular cervical, 15
Síndrome de compartimento, manejo
    da, 93-99
- definições, 95
- hipertensão abdominal, fatores de
    risco, 94
- laparostomia com fechamento
    alternativo para, 93
Soda cáustica, 47
Sono, apnéia do, 9
Status hemodinâmico, 58

T
Tatuagem traumática de guidão de
    bicicleta em abdome, 61
Testículo, classificação das lesões do, 180
Tétano, profilaxia do, 155
Toalete traqueobrônquica, 9
Toracostomia, 22
Toracotomia, 23
- com drenagem ou drenagem isolada, 39
- de emergência, 43
- - fluxograma, 45
- de reanimação, 43
Transferência
- relatório de, 162
- responsabilidade da, 162
- responsável, 161-163
- - pontos fundamentais, 163
Transporte de pacientes, 161
Traqueostomia
- cuidados, 10
- decanulação, 10

- indicações, 9
- momento da, 9
- técnica, 10
Tratamento não-operatório
- da lesão
- - esplênica, 87-91
- - - à TC, fluxograma, 91
- - condições, 88
- - - falha no, 88
- - - grau III, tomografia
    computadorizada, 87
- - - pacientes candidatos, 88
- - - retorno às atividades físicas, 89
- - hepática, 81-86
Trauma
- antibioticoprofilaxia no, 151-154
- índices de, utilizados no Hospital João
    XXIII, 165-192
- pediátrico, 130
- via aérea definitiva na sala de, 8
Trauma score-Injury severety score
- TRISS, 187
Traumatismo
- abdominal
- - com estabilidade hemodinâmica,
    fluxograma, 72
- - diagnóstico, 58
- - fechado, 7, 61-65
- - - armadilhas, 62
- - - condução do paciente, 63
- - - diagnóstico, 61
- - - exames, 62
- - - fluxograma, 64, 65, 84
- - - situações especiais, 63
- - fluxograma, 59
- - na gestante, 73-75
- - - tratamento, 74
- - por arma branca, 57-59
- - videolaparoscopia no, 71-72
- cervical, 13-19
- - classificação dos pacientes, 14
- - controvérsias, 16
- - contuso, 14
- - diagnóstico, 15
- - estratificação dos pacientes com lesão
    cervical, 15
- - fluxograma, 18
- - penetrante, 14
- - rastreamento dos pacientes, 16
- - zonas cervicais, 14
- com choque hipovolêmico,
    fluxograma, 79

ÍNDICE REMISSIVO *197*

- contuso, fluxograma, 27, 104
- cranioencefálico na criança, 137-139
- - causas mais freqüentes, 137
- - classificação, 137
- - cuidados, 138
- - fluxograma, 139
- - orientações, 138
- de face grave, 9
- de uretra posterior, 109-111
- - abordagem, 110
- - controle da lesão, 110
- - diagnóstico, 109
- - incidência, 109
- - mecanismo de trauma, 109
- do cólon, 63
- na criança, diretrizes para o
  atendimento, 127-135
- - avaliação
- - - inicial, 128
- - - secundária, 134
- - mecanismo de trauma pediátrico,
  considerações sobre o, 130
- pélvico, 113-115
- - atendimento primário ABCDE,
  fluxograma, 115
- - diagnóstico, 114
- - tratamento, 114
- penetrante toracoabdominal à
  direita, 53-56
- - cuidados, 55
- - fluxograma, 56

- - tratamento, 54
- renal, 101-104
- - abordagem cirúrgica, 102
- - abordagem conservadora, 103
- - acompanhamento, 103
- - complicações, 103
- - diagnóstico, 102
- - exploração da loja renal, 102
- - incidência, 101
- - mecanismo do trauma, 101
- - penetrante, fluxograma, 104
- - sinais e sintomas, 101
- torácico contuso, 21
- - fluxograma, 26
- transfixante de mediastino, 29-31
- - definição, 29
- - diagnóstico, 30
- - etiologia, 30
- - fluxograma, 31
- - prognóstico, 30
- - quadro clínico, 30
- ureteral, 105-107
- - abordagem, 106
- - diagnóstico, 105
- - incidência, 105
- - mecanismo de trauma, 105
Traumatizado, sala de apoio ao, 157-160
Tríade letal, 78
Trombose da artéria carótida interna, 14
Trompa, classificação de lesões de, 179
Tubos endotraqueais, 131

U
Uretra
- lesão de, suspeita de, fluxograma, 111
- posterior, traumatismo de, 109-111
Útero
- gravídico, classificação de lesões
  de, 178
- não-gravídico, classificação de lesões
  de, 178

V
Vagina, classificação de lesões da, 179
Veia umbilical, cateterismo da, 142
Ventilação mecânica prolongada, 9
Vesícula biliar, lesões de, 68
Via(s)
- aérea(s)
- - definitiva
- - - em sala de emergência, 5-7
- - - em sala de trauma, 8
- - - obstrução alta de, 9
- - em crianças, manutenção das, 131
- biliares
- - extra-hepáticas, lesão de, 67-70
Videolaparoscopia no traumatismo
  abdominal, 71-72
- fluxograma, 72
Vulva, classificações das lesões de, 180

Z
Zargar, classificação de, 50